学会

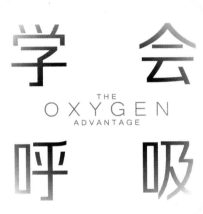

THE
OXYGEN
ADVANTAGE

呼吸

［爱尔兰］**帕特里克·麦基翁** 著

Patrick McKeown

李相哲 　胡萍 　译

中国友谊出版公司

谨以此书献给我所有的学生，以及一直致力于传播本书思想理念的读者们。也要献给我已故的父亲帕特里克（Patrick），是他鼓励我要以不同的角度看待问题。也同样献给我的母亲特里萨（Teresa）、妻子西尼德（Sinead）及女儿劳伦（Lauren）——感谢你们每天展现给我的美丽笑容。

作者其他已出版书籍（以下为中文暂译名）

《自然缓解哮喘》
Asthma Free Naturally

《缓解焦虑：停止忧心忡忡，平缓思维》
Anxiety Free: Stop Worring and Quieten Your Mind

《布泰科睡眠法：告别打鼾、睡眠呼吸暂停与失眠》
Sleep with Buteyko: Stop Snoring, Sleep Apnoea and Insomnia

《布泰科遇见缪医生：针对儿童及青少年的布泰科疗法》
Buteyko Meets Dr Mew: Buteyko Method for Children and Teenagers

《闭上嘴，好呼吸》
Close Your Mouth

开始训练前的重要指南

对于大多数人来说，尽管书中提及的呼吸优化训练非常安全可靠，但这项训练中仍有部分是模拟高海拔训练和高强度训练。也正因为高强度运动针对的是体能和健康状况较好的人群，因此对于患有疾病的人，则应避免进行任何与高海拔训练有关的练习（这些练习包括疏通鼻塞练习及其他任何模拟高海拔训练的练习方式）。

如果怀有身孕，则不适宜练习呼吸优化训练。对于患有高血压、心血管疾病、I型糖尿病、肾脏疾病、抑郁症或癌症的人群，只建议在休息或身体活动时练习鼻呼吸及其他更为柔缓的训练，其中包括"呼吸恢复"和"轻呼吸到正确呼吸"。直到病症有所缓解，方可练习其他内容。

如果读者有任何医疗问题，应在医师的同意下进行本书中的训练。

欲询相关信息，请访问网址 OxygenAdvantage.com。

让人疲惫不堪的不是前面要爬越的山峰，而是鞋子里的鹅卵石。

——拳王阿里

序　言

　　当仔细阅读完这本《学会呼吸》，便不自觉地在手机上播放了梁静茹的那首《会呼吸的痛》，从事功能康复解剖学研究这么多年，我见到太多因为呼吸问题而导致身体病痛的人。可能很多人都不知道，在医学领域有一种职业被称为呼吸治疗师，而要想成为优秀的呼吸治疗师，必须具备同情心、批判性思维能力、出色的沟通技巧、有条理的处理能力和一丝不苟的态度。本书就是基于严谨、实用、循证的原则，让读者真真切切地感受到呼吸的意义。

　　人活于世，其实就在呼吸之间。对于很多人来说，在日常生活中他们并没有觉得呼吸很重要，因为错误的呼吸习惯已经融入了日常活动，如不刻意去感知，呼吸就像不存在一样，犹如我们每天沉浸在空气中，却不知其所在。

　　一个人的错误呼吸模式可能由疾病、环境、情绪、营养等多种因素导致。但影响最多的还是环境和情绪因素。环境也是多因的，如工作环境、社会环境等；情绪也是多因的，如开心、激动、悲伤等。这些都会造成呼吸模式的改变，如果长期生活在这些不良环境或不良情绪中，错误的呼吸就会形成一些你难以察觉的问题，甚至有可能出现忧郁、焦虑、抑郁、恐慌、头痛、肩痛、腰痛等常常困扰你的症状，但你却无法逃避。

这本书就是让更多人知道，你的呼吸呼吸模式可能是错误的，而且必须要做出改变——因为仅仅需要四周，你就可以感受到身心的全新变化，并为自己当初做出这样的突破性决定而感到自豪。

呼吸是生命给予我们最好的韵律，每个人都曾经拥有过，现在就是你找回人类原始呼吸韵律的最好时机。

广东医科大学·李哲

前　言

很多人都知道，生活在高海拔地区的人寿命更长，虽然还不知道这种现象背后的确切原因，但我想应该是多种原因共同促成的，一个明显的原因是高海拔地区氧气稀薄。

目前的研究已经证明，限制卡路里的摄取可以延长寿命。实际上，氧气也是一种营养元素，只是被人们经常性地忽略了。正如摄取过多的卡路里会有害身体的新陈代谢，摄入过多的氧气也会对身体组织产生不利影响。氧气在体内分解时会产生自由基，自由基过多会破坏细胞膜的脂肪，损害蛋白质和DNA，也就是说，只要呼吸，体内就会产生不同程度的自由基。通过呼吸训练，保证身体摄取适当水平的氧气，就可以抑制自由基的大量产生，最大限度地降低对身体的伤害。

超级运动员为了获得竞争优势，会采用高海拔体能训练方式，即在较短一段时间内有意选择氧气稀少的地方生活、锻炼，利用人体自然的调节功能，提高体内血液搬运氧气的能力，增强体内最大携氧能力（VO2 max）。

当然，由于大部分人生活在低海拔地区，很难体验到高海拔地区氧气稀薄带来的好处，不过可喜的是，现在用一种简单的方法也可以获得与高海拔训练同样的效果，日常生活或按照本书的方式进行训练时，闭上嘴用鼻子呼吸，便可以再现高海拔地区氧气稀薄的状态。做剧烈的运动时，由于极度缺氧，光用鼻子呼吸确实很难受，但良药苦口，受益也正在于此。我本人在进行高强度锻炼的时候就是用书中介绍的方法，虽然数周后才能完全用鼻子呼吸，但是一旦做到，效果就会明显好过用嘴呼吸。

众所周知，我经常强力推荐这种简单而不花钱就能改变生活方式的方法，相比昂贵的用药或手术，没有任何风险。希望本书介绍的呼吸技巧成为你生活习惯的一部分，这件事在我看来有百利而无一害。我自己一直在用这个方法锻炼，祝愿你也能收获呼吸优化训练带来的回报。

约瑟夫·默克拉医生（Dr Joseph Mercola）[1]

---

[1]　世界知名医疗网站 mercola.com 的创建者。——译者注

目　录

第一部分　呼吸的秘密

导　语

少花力气多做事

　　一个人不吃食物可以活几周，不喝水也可以活几天，但几分钟内不呼吸的话就会死亡。可是，人们对吃喝如此注重，对呼吸却不以为然。大部分人或许都有注意，为了健康应吃多少或喝多少，量过多过少都会引发健康问题。同样，大家也都知道为了健康，必须呼吸新鲜干净的空气。但是，关于吸入空气的量，却少有人关注。实际上，在基本需求方面，空气比食物、水还要重要。那么，为了健康，吸入多少空气才是最理想的呢？

　　既然吃和喝都有一个适当的量，那么吸入体内的空气也应该有一个适当的量。呼吸量的多少有可能改变肉体、健康、行为，乃至思想。无论是正打算健身的人，还是只在周末偶尔跑个 10 千米的人，又或是专业运动员，使用本书中的呼吸方法都可以取得良好的效果：身体健康状况快速改善，竞技状态大幅度提升。

呼吸量到底是什么

空气不像喝东西，不能半夜在厨房里来个豪饮，也不能在周末纵情狂吸，也就是说，不能"暴饮暴食"。那么，空气到底该怎么吸呢？或许也和食物、水一样，存在一个有益健康的适度的量？甚至空气的吸入量很可能比食物与水的摄取量更重要？

阅读这本书，就会明白氧气和身体之间的基本关系。要提高健康水平，就有必要增加搬运到肌肉、器官和组织中的氧气；有效地利用氧气，不仅会变得健康，更重要的是，即便增加运动强度也不会出现气喘。简单来说，就是变得更健康、体力更好、状态更佳。

对于参加竞技运动的人来说，训练和比赛会变得比以往都要轻松。因为通过呼吸训练，不用增加训练量就能达成更高的目标。一般来说，体能和运动状态受肺功能的影响远大于四肢肌肉力量或心理状态的影响，经常运动的人就能知道，决定运动极限的要素不是肌肉疲劳程度，而是呼吸困难程度。所以，如果想享受运动的乐趣，提高竞技状态，最重要的是要进行有效呼吸。

长期换气过度是各种疾病的起因

掌握正确的呼吸方法是非常重要的，许许多多的科学研究已经证明了这一点，我指导过的数千名客户的经历也证明了这一点。问题是，原本与生俱来的正确呼吸方式在现代生活中却变成了一件难事，可能很多人认为，身体自己应该知道正确的呼吸方式，遗憾的是，事实并非如此。从远古到现代，生活方式发生了翻天覆地的变化，结果大部分人都忘掉了天生的正确呼吸方法。现代人长期面临着各种压力，加上久坐、不健康饮食、缺乏运动、较高的室内温度等，这些都成为影响正确呼吸的不利条件，也成为嗜睡、肥胖、睡眠障碍、呼吸器官疾病及心脏病的根源。

古代人因天然饮食、足量劳作、没有竞争压力的生活环境，自然而然就掌握了正确的呼吸方法。现代人则整天坐在椅子上面对电脑，无休止地进行手机通话，午餐就以简单的方便食物充饥，无底洞似的生存压力让我们的呼吸量逐渐增多。

或许有人认为吸入体内的氧气越多越好，但是结论与此正相反：为了健康，必须减少呼吸量。不妨让我们想象一下胖子和职业运动员为了赶往夏季奥运会而搬运笨重行李箱的对比画面，气喘吁吁、大口大口换气的那个人是谁呢？肯定不会是职业运动员。

妨碍健康和健身的最大因素是"长期换气过度"状态，你或许对此感到意外，但大部分人不知不觉中正处于换气过度的状态，呼吸量甚至超过身体正常需求的两三倍。

如何知道自己是不是长期换气过度

想知道自己是不是长期换气过度，看看下面问题中你的答案有多少个"是"。

- 日常活动中有时是否用嘴呼吸？

- 深度睡眠的时候是否用嘴呼吸（如果无法判断，注意早晨醒来口腔里是否干燥）？

- 睡觉的时候是否打呼噜或者出现呼吸暂停？

- 安静的时候是否能看见自己的呼吸动作（现在开始，用1分钟观察胸部或腹部的起伏，动作幅度越大，呼吸量就越多）？

- 观察自己的呼吸时，胸部的动作是否比腹部大？

- 一整天下来，是否经常叹气（偶尔几次叹气并不是大问题，但经常叹气就足以患上长期换气过度）？

- 安静时是否能够听到自己的呼吸声？

- 是否有鼻塞、呼吸受阻（气道收紧）、疲劳、头晕目眩等症状？

长期换气过度引发的症状

以上状况若出现几项或全部，就可以判断为有换气过度的倾向。同样，这些特征在判断我们的呼吸量是否远超过自身所需上也颇为典型。如同一天摄取的食物和水有适当的量，呼吸量也有理想值。吃多了有害健康，呼吸过多也对健康有害。

目前在发达国家，换气过度就像流行病一样扩散，对健康产生严重不良影响。长期换气过度会导致健康恶化、体力下降，从而降低工作和运动的效率，有时甚至导致焦虑、气喘、疲劳、失眠、心脏病等病症，也会引起肥胖等问题。

也许有人会不相信换气过度会导致这么多问题，但是正如"生命就是呼吸"这句话所描述的，呼吸是生命不可或缺的，它能影响人体健康的方方面面。

划分健康与否的关键是呼吸方式

这本书的目的是让读者理解人类本来的呼吸方式，教授用最简单的方法来纠正错误的呼吸习惯，掌握强壮心肺功能的呼吸方法，健康快乐地度过每一天。职业运动员能到达一个新的竞技高度，健身达人能挖掘出巨大潜能，一切想获得健康的人们都能过上更幸福的生活。总之，可以实现美好人生的愿望。

但是，如同其他各种疾病一样，要想治疗，首先要弄清病情。

这里最关键的就是呼吸方式。日常生活中的呼吸方式决定体育运动时的呼吸方式，日常生活中换气过度的人，体育运动时便表现为极度气喘；日常休息中不能采用正确的呼吸方式，身体运动时也不可能自动变为正确的呼吸方式。对于嘴呼吸及刻意呼吸等问题的不重视，正在妨碍人们在体育训练中到达更高成就。

　　实际上，平常所用的呼吸方式正是划分健康、充满活力的人生和不健康、状况频出的人生的关键。换气过度会使气道变窄，身体利用氧气的能力下降，结果血管也会变窄，不能给心脏、器官、肌肉输送足够多的血液。这个恶性循环对健康影响巨大，无论是职业运动员还是普通人，都是如此。对职业运动员来说，不管有多么好的体能条件，换气过度都会降低其竞技水平，甚至过早结束运动生涯，可谓身体无碍，但因呼吸不当而断送了一切。很多职业运动员都明白，运动时第一道门坎不是四肢的强健与否，而是肺功能是否强大。

二氧化碳浓度决定身体利用氧气的效率

　　人活着需要氧气，这点虽无可视察却毋庸置疑，但这并不意味着氧气的吸入量越多越好。因为即便血液中含有大量的氧气，也不能完全都输送到肌肉、器官、组织中以供其使用。人体内的红细胞含有 95%～99% 的氧气，不管做多么激烈的运动，这个氧气含量都足够了（在我的接诊记录中，少部分患有肺部疾病的人体内氧气饱和度较低，但这非常罕见）。是不是觉得很意外？实际上，人体内氧气利用率是由血液中二氧化碳的浓度决定的。而多数人只想起生物课教导的，人需要吸入氧气而吐出二氧化碳，于是，大部分人就认为二氧化碳是肺部排出去的垃圾气体。但事实并非如此，二氧化碳在新陈代谢中起着把血液中的氧气输送到身体各个部位的重要作用，而这种作用就被称为"波尔效应"①，理解并运用波尔效应是学会正确呼吸方式的关键。

科学家早在100年前就用波尔效应解释了血液中将氧气输送到肌肉和器官的机理。遗憾的是，大部分人仍然不知道血液中二氧化碳的浓度决定了体内氧气的利用率。根本上讲，呼吸方式决定了血液中二氧化碳的浓度，采取正确的呼吸方式时，血液中便有充足的二氧化碳，这时呼吸是平静、稳定、有节奏的；相反，换气过度则表现为气息粗重、喘息不匀，结果大量的二氧化碳被排到体外，输送到体内的氧气因减少而使人气喘吁吁。

那么显而易见的是：采用正确的呼吸方式会增加血液中二氧化碳的浓度，从而运送到肌肉、器官（包括心脏及大脑）中的氧气含量就会增加，运动机能也会随之提高。换句话说，采用正确的呼吸方式便可以充分地发挥好身体与生俱来的各种功能。

改变呼吸方式，整个人焕然一新

为了让读者理解本书介绍的呼吸优化训练，我要给大家讲一个大部分人都听说过的内容，就是高海拔训练。职业运动员为了提高体能、锻炼耐力，经常采用这个训练方式（如马俊仁长跑团队"马家军"）。高海拔训练被教练和运动员关注，始于

---

① 简单地讲，即二氧化碳浓度增加，细胞内的 pH 值降低，引起红细胞内血红蛋白氧亲和力下降，使得血红蛋白释放氧气。——编者注

1968 年夏季奥运会。那一届是在海拔 2 300 米的墨西哥城举办，赛事结束，运动员们回到低海拔地区，很多人刷新了自己的纪录。于是，教练们分析可能是高海拔地区的训练提高了运动员的竞技状态。

海拔升高后，大气压力下降，体内氧气含量随之减少，这个时候人体就会增加红细胞来应对稀薄氧气的环境。红细胞就相当于"大力水手的菠菜"，只不过它不是来自一个个铝罐，而是来自我们的身体。红细胞数量增加会提高血液将氧气输送至肌肉的能力，减少乳酸分泌，从而提升运动技能，增强耐力，发炎和受伤的风险也会降低。

但是高海拔地区的训练，不是谁都能做到，于是就诞生了本书所提倡的呼吸优化训练。简单来说，就是没必要去海拔高的地区进行训练，而在海拔低的地区创造高海拔地区的训练条件以代替。使用本书介绍的简单技巧，在低海拔地区可以营造出海拔 1 500 米的环境效果。如果学会这种在低海拔地区进行高海拔训练（模拟高海拔地区训练）的方法，就可以通过增强红细胞的功能性来提高血液的携氧能力。再进一步，如果能够自然地做到正确呼吸，那么在进行激烈运动的时候也可以集中精力，不再关注呼吸的动作，而是专注于运动本身或竞技技能。

通过正确的呼吸保证体内的氧气适量，身体是可以自然而然进行有效呼吸的，不管是职业运动员还是不怎么运动的普通人，只要改善呼吸，身体就会焕然一新，健康、耐力，运动状态都会显著提高。我之所以如此自信，是因为我自己就是这个方法的受益者。

时间退回至 1997 年，当时我还是大公司的一名主管，但因小的时候就患有气喘，健康状况不怎么好，导致自我认知十分消极：体力不行、不健康、不自信，总是拼命寻找各种方法以摆脱这种消极状态。功夫不负有心人，我最终发现了这个方法——已故呼吸疾病专家康斯坦丁·布泰科医生（Dr Konstantin Buteyko）提倡的呼吸法。

布泰科是名杰出的俄罗斯医生，由于对呼吸疗法做出了划时代的研究并取得成果而为人所知。但因当时是冷战时期，他的研究成果没有传播开来，直到 20 世纪 90 年代才逐渐为人们知晓。通过练习布泰科呼吸法，我成功地治好了缠身多年的失眠和气喘病，从深受痛苦折磨的病症中解脱出来。那时（1997年）我已在一家公司做管理层的工作，摆脱哮喘病的神奇经历让我毅然辞掉大公司的工作，成了布泰科的学生，开始系统地学习呼吸法。我的人生因为布泰科呼吸法发生了巨大的变化，受惠如此好的改变，自然就想与更多的人分享，结果这也就成了我的职业追求和坚持的动力。

呼吸优化训练是基于布泰科呼吸法建立起来的。该训练法不仅对哮喘疾病有改善效果，而且使所有追求健康、渴望提高竞技状态的人都获益无穷。从事这项工作 13 年以来，我已经指导了逾 5 000 人，其中有只吃不动的瘫沙发懒人，也有腹肌线条硬朗的运动健将。下面先介绍三个通过呼吸优化训练改变自己人生的故事。其中一位是职业运动员，另一位是最近才非常热衷于运动，最后一位想减轻体重并变得更健康。

大卫：纠正换气过度，走向卓越

　　我出生在爱尔兰的都柏林，也在那里长大。都柏林是盛行盖尔式足球的城市，每当在克罗克公园体育场举行盖尔式足球比赛的时候，都会有 8 万多名粉丝涌进现场，每次比赛的声势都堪比超级联赛。在爱尔兰，足球受民众热爱的程度远超一般的体育运动，它不仅是激情、一种生活方式，更是国家民族的骄傲。运动员们虽然是半职业的，但是管理方花大笔钱引进最新的训练方式，24 小时全天候地管理运动选手的体能，运动员深夜偷吃了薯片，教练都会知道。

　　我的顾客大卫就是克罗克公园队的一名球员。第一次见面的时候，20 岁的他正是冉冉升起的新星，和球队一起参加每周五天的训练，身体形态非常好。但是一进行剧烈的运动，很快就出现气喘、鼻塞、咳嗽等症状，十分苦恼。

　　对大卫来讲，没有比在万众瞩目的体育场里参加比赛更高兴的事了，但比赛结束后他却总是咳个不停，肺部胀气也不舒服。尽管如此，他还是隐瞒了咳嗽的状况——无论是面对教练，还是在电子监控设备下。他不断增加训练的强度，也去看了医生并吃了些药，然而症状并没有较大的改变，甚至有时还会出现跟不上同伴的状况。如果这件事让教练知道，他就有可能被排除在主力选手之外。

　　刚来我这里的时候，大卫就是典型的换气过度的状态：安静的时候也是大口大口地用嘴喘气，肺中氧气含量过多，没有掌握作为职业选手必备的正确呼吸方式，常年采用错误的呼吸方式，无法保持身体需要的适当的二氧化碳浓度。大卫完全按照本书介绍的呼吸法开始了训练，在运动过程中减少呼吸量并尝试屏息，比如睡觉时闭着嘴用鼻子呼吸等。现在他成了这支球队的超级明星，不用再担心气喘的事情了（但仍旧得隐藏对薯片的喜爱）。

　　和大卫一样，职业运动员当中有不少患有换气过度的人，无论训练多刻苦，也从未达到过理想的体能状态，而且为了维持现状，还必须做比其他人更强烈的训练。很多职业选手刚开始很难理解换气过度是一个问题，而一旦理解，似乎也能领悟那么刻苦训练也没带来好效果的原因，开始用全新的态度参与训练。呼吸优化训练只需在目前的训练基础上稍加一些技巧，不用对肺部施加额外的压力，也不用做强度更剧烈的训练。所以，区别超级运动员和一般人的关键要素就是，即便运动强度再大也不会因此气喘吁吁。

　　阅读这本书可以理解氧气在体内（器官和对应肌肉）的活动机理，运动时减少能耗，使体内的氧气利用达到最大化，训练出做剧烈运动也不会上气不接下气的强健体魄。迄今，我已经指导了各专业类别的运动员，目睹了太多奇迹般的变化。我的客户中有橄榄球运动员、足球运动员、跑步运动员、自行车运动员、游泳运动员，当然也有参加奥运会的顶尖选手。他们中大多数人都被换气过度引起的各种症状折磨过，包括膈膜功能偏弱，呼吸效率极低。但通过掌握正确的呼吸方式，在运动表现上的前后区别简直令人叹为观止。发展体能的过程中忽视呼吸的重要性必然达不到预期结果，而本书能够帮助运动员在任何运动训练项目中同步培养呼吸耐力。

道格：解放暴风般的运动潜能

读了大卫的故事，千万不要误认为呼吸优化训练只适合于职业运动员，普通人也可以通过训练提高身体机能并改善健康状况，甚至可以说普通人应用起来改善效果更加明显。下面再来介绍道格的故事。

道格是个美国人，40多岁，大学教授，事业有成。他自小患有气喘，从来没想过自己能成为运动员。他的哥哥却是个运动迷，当他们还是小孩子时，一家人去公园游玩，道格只能在一旁看着哥哥和爸爸打篮球，道格说自己总觉得身体的哪个部位有问题。上大学后，他试图追随父亲运动起来，加入了游艇俱乐部，但每次训练后他的肺部都出现嗡鸣，后来被诊断心肺功能太弱而不能运动，一年后不得不退出游艇俱乐部。后来，看着逐渐衰老的父亲，道格下决心要锻炼身体，为了自己的后代子孙们，即便上了年纪也得健康地活着。

他决心开始跑步，但跑个10多步就出现了习惯性的气喘，道格感觉自己得从头开始训练心肺功能，于是找到了我。对道格这样忙于事业和家庭生活的人，我的训练方式能很好地融入他的日常生活中，成果令人惊叹：道格最初闭上嘴只能跑 10 英尺[①]，数月后可以跑 10 千米，再经过几个月的训练可以跑完半个马拉松，坚持训练不到一年，他完成了在加利福尼亚举办的大瑟尔马拉松赛。

道格首先要抛弃长年养成的不良呼吸习惯，而且换气过度让他形成了自身不适合运动的错误认知。我想告诉他的是，即便是天生患有哮喘病，也可以从呼吸问题中解放出来。哮喘病历史悠久，古埃及的资料中就有记载，却在 20 世纪 80 年代后才变得愈加普遍，再加上人类的遗传基因在 40 年内也没什么改变，究其原因只能是生活方式变化的影响。现在，全世界有近 2.35 亿的人患有哮喘，如果再把因咳嗽、锻炼引发哮喘的自行车运动员和肺部不适的人群加进来，人数就更多了。

多年来，我指导了很多像道格那样被诊断为哮喘病的人，他们的情况如出一辙：被哮喘症状所折磨，从来不曾想过自己有超常的运动潜能。如果不解决根本问题，即便像道格一样对健康的追求持有狂热劲头，以令人敬畏的毅力投入各种训练中，最后也会不得不回到原点。这种情况决不能再重复了！

刚开始大部分人都会认为，仅仅通过短期的简单训练不可能逆转几十年的哮喘症状，但是正确的呼吸方式真的就有那么大的力量。屏住呼吸，用鼻呼吸克服气喘与咳嗽，不只是职业运动员获益，甚至哮喘患者也能将对健康的热情提升到一个全

---

① 　1 英尺 = 30.5 厘米。——编者注

新的境界。

你可能没有设定明确的运动目标，只是想减减体重让自己看起来精神些，呼吸优化训练对瘦身也有很好的效果，屏障并非横在眼前，而是隐藏在体内——受吸入空气的量所影响。不掌握正确的呼吸方法，类似于坐上向下滑动的电梯却想往上走一样，永远也达不到目的。

堂娜：改变呼吸，战胜肥胖不反弹

堂娜几乎尝试了所有的减肥方法：低碳水、"南滩饮食法""区域饮食法""体育观察家"、珍妮·克莱格、"地中海减肥法""阿特金斯规定饮食""快瘦"等。她的厨房柜子里放着很多燃脂胶囊、碳水化合物阻滞剂和食欲抑制药等减肥产品。25年来，只要有新的减肥方法出现，堂娜就相信这次能成功减肥并积极尝试。如果真有效，应该就能实现减掉20千克的夙愿，扔掉"显瘦"的黑色衣服，穿自己喜欢的那种色彩艳丽的漂亮衣服，回到年轻时的健康状态。可是，随着对新减肥法的热情消退，体重又恢复到原样，堂娜陷入深深的失败感之中。

到我这里的时候，堂娜正处在这个状态。为了减肥已经花费了好几千英镑，一次又一次的失望击垮了她，超重20千克且痛苦万分。不光是节食，她也尝试了相当多的运动训练，但由于稍微动一动就气喘吁吁，很快就放弃了。堂娜和很多人一样，并不是因为忍受不了肌肉的疲倦，而是因为强烈的上气不接下气，所以不能持续进行锻炼。

堂娜总在说:"我太重了,不能运动。""我减不了肥,因为我不能运动。"健身房她也去过,但她受不了周围的环境或那种过分的自我关注——她在跑步机上喘着粗气跑步,边上苗条、肌肉结实的人却轻松地跑着,使她灰心极了。

这种恶性循环我见过太多。堂娜的身体不能正常地代谢氧气,她需要的是对身体和呼吸不会产生过度负荷的、快速见效的减肥方法,这样她才能重拾信心,我先教给堂娜简单的呼吸法——看电视或者上课的时候用鼻子呼吸。结果两个星期下来,她的体重减了 2.5 千克,在饮食没发生任何变化的情况下,用鼻子呼吸提高了氧气的使用效率,食物被有效地吸收,食欲也变正常了。从堂娜的成功例子可以看出,呼吸优化训练的有效性在于,即便是坐着不动也可以取得成效。此外,一旦人们知道了这个方法的魅力,就不想继续被动地坐着,开始想动起来。

现在堂娜的体重已经下降了13.5 千克,更重要的是能够维持现在的体重不再反复。像堂娜这样想减掉体重的人,关键不是"吃什么"或"不吃什么",而是抛开食物和体重测量仪,用更宏观的视角重新审视减肥。简单地说,减肥就是身体燃烧的卡路里要大于摄取的卡路里,而呼吸能直接影响这个过程。最主要的问题是,不是吃多少,而是呼吸多少能够让代谢率恢复正常。

呼吸给细胞输送适量的氧气,身体就会有效地发挥各个部位的功能,在一些被动性的活动中效果尤为显著,比如坐着不动。代谢正常后,水自然喝得多了,吃得变少了,因此,本书并没有特别介绍关于抑制饮食的知识，我对和堂娜一样追求瘦身的人的唯一的指导是：肚子饿了就吃，饱了就停止。也就是让身体自己做主。因此，践行以呼吸法为中心的改善计划，身体会变得更健康，形象和感觉也会变得更出色。

本书介绍的呼吸优化训练，是我从几千名客户（包括大卫、道格、堂娜等）案例中提炼出来的呼吸训练方案整合而成的，不管个体的运动能力差异有多大，这个方法都能够让健康状况变好，体力增强，不需要增加训练量，也不用依赖吃药或保健品；同时可以非常容易地掌握自己的进步状况，不受伤、安全地进行训练。除此之外，不管是什么人，什么生活方式，呼吸优化训练都能无缝对接，成为其日常生活的一部分。

通过本书学习正确的呼吸法

通过阅读这本书，掌握科学的呼吸知识，学会正确的呼吸方法，就可以在细胞层面上最大限度地提高氧气的利用率。这是很多职业运动员都不知道的方法，实际却非常简单，自远古时代人们就开始使用，并且成效卓著。实施该方法的关键在于，务必完全正确地理解呼吸和体内氧气之间的关系。

书的第一部分为"呼吸的秘密"，详细说明了人体呼吸过程的机理。读完这一部分就可以了解氧气和二氧化碳对我们的作用，也可以测量自己的真实呼吸状态，要牢记正确呼吸是用鼻子，而不是用嘴——这是扭转换气过度情况的第一道关卡。在这一部分，我会介绍人类几世纪以来所掌握的呼吸秘诀。

　　第二部分为"健身的秘密"，讲述了红细胞的活动机理。读完这一部分，相信你能像奥运会运动员一样，活用红细胞的机理而将运动健身提高到一个新的境界。该部分还讲解了如何在低海拔地区做高海拔地区的训练，以及如何进入心流状态。

　　第三部分为"健康的秘密"，说明了正确的呼吸可以帮助自然减肥，减少运动受伤的风险；也介绍了氧合作用和心脏机能的关系；教授哮喘病人如何防止运动时出现气喘症状。

　　第四部分是实践篇，总结本书中的所有内容，最终帮助你建立适合自己的呼吸训练法。该部分主要针对不同健康状况和体能水平的人群。呼吸本来是无意识的行为，因此很少有人深入地思考过这件事，但是人活着就得呼吸，有的呼吸方式可以促进健康，有的呼吸方式却有害于健康。本书的目的是帮助主动调控管理自己的呼吸，掌握本来正确自然的呼吸方法，确保健健康康地生活一辈子——与儿孙们跑跳追球，或拿下跑步比赛的金牌。

　　掌握本书介绍的知识并付诸训练，数周内将变得更健康，体力增强，运动状态得到提高。我在这里向读者承诺：无论你是否志在追求运动上的成就，使用这个方法肯定有效。是时候用很少的努力收获丰硕人生了——去适应、去拼搏、去生活！

第一部分

呼吸的秘密

第 1 章

遭人误解的氧气悖论

体育运动一直是唐·戈登（Don Gordon）的最爱，汗水、竞争、对手、获胜等体育过程的一切都让他着迷。小时候他和父亲一起观看了很多体育比赛，看着热爱的运动员，梦想着有朝一日自己也能像他们那样。没有什么比现场观看体育比赛更美好的体验了：球迷们的兴奋、呐喊、尖叫……唐在这种狂热中想象着成为超级巨星的自己。

唐在 10 岁的时候，参加了正规的自行车竞技训练，但训练几个小时就落在了其他选手后面，因为他很快就感到疲累，还上气不接下气。每到那时只能蹲在路边，看着其他选手越骑越远，最后，他无奈地放弃了运动员梦想，也接受了自己不适合自行车竞技运动的事实。

时间一晃过了 20 年，唐在一家业内领先的美国科技公司工作，成为欧洲分部的负责人，在欧洲工作时，偶然接触了我的呼吸训练法。在此之前，他尝试了很多方法，但都没有成功，最初对我的方法也是半信半疑，还好他最终愿意一试。和唐第一次见面时，我给他讲了本书导语提及的内容，唐从来没考虑过呼吸和运动能力的关系，一旦理解了氧气利用效率的重要性后，便开始了训练，结果几天后他就发现身体状况明显好转，仿佛有使不完的力气。如今，唐完全从长达 7 年的气喘、过敏及药物依赖中摆脱出来，还成了一名长距离自行车运动员。在最近的一次比赛中，唐不仅取得了同年龄组的冠军，更值得骄傲的是，虽然唐已经 58 岁了，但在总排名中位列第 29，而其中还包括那些 20～30 岁的实力型选手。唐终于实现了小时候憧憬的运动员梦。

于唐而言，转变的关键是改变了呼吸方式。呼吸是自主的、无意识的行为，是不学也能掌握的，否则人类会花费所有时间和精力在呼吸研究上，那恐怕早就灭亡了。呼吸是生而俱来的本能，但现代社会的诸多因素却给呼吸带来了不良影响，关于呼吸与运动的关系也充斥着错误的认知。

深呼吸对身体有益的说法是错误的

都柏林城市马拉松比赛的前一天，在给参赛选手做演讲时，我有意问了这样一个问题："认为休息时做深呼吸可以增加血液中氧气含量的人，请举手。"95% 的选手毫不犹豫地举了手，如同他们一样，这种错误的观念在体育界和健身界广为流传。事实上，静处时即便吸入大量空气到肺中也不会增加血液中的氧气含量。相反，想用此法提高耐力则是万万使不得的。

基于这样的错误认知，很多运动员无论是在静处时还是在运动时都有意识地做着深呼吸，特别是当他们的身体已经处于超负荷状态时。实际上，这样做会限制——有时甚至还会降低他们的竞技发挥。

下面我将就如何破除现代社会的不良影响，并在静处时学会调整身体只吸入适量空气做出说明。静处时正确的呼吸可以给肌肉、肺部、心脏供给适量的氧气，运动时就不会气喘吁吁，能更有效地锻炼身体。在开始呼吸优化训练之前，要正确理解呼吸的机理和二氧化碳在体内的作用。如果想越过此处科普性的内容，可以直接跳到第 2 章。但是，掌握了相关的知识，对更加有效地活用技巧是有帮助的。

理解我们的呼吸系统

呼吸器官的作用是从空气中吸入氧气再输送到体内的细胞和组织中，并呼出体内产生的二氧化碳。人体呼吸器官具备着即便是做剧烈运动时也会给体内供应适量氧气的功能。

呼吸时，从鼻子和嘴巴吸入的空气，通过气管到达主支气管后分两路分别进入左右肺，然后通过叶支气管、三级支气管来到细支气管，最后被送达肺泡中，它是储存空气的小气囊中。要想理解这个复杂的系统，可以想象一棵倒过来的树（见图 1），树干是主支气管，树枝是左右分叉的叶支气管，在粗树枝再分

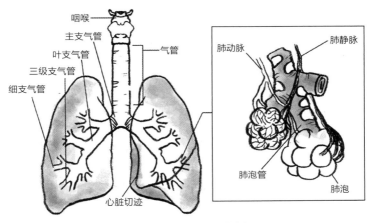

咽喉
主支气管
叶支气管
三级支气管
细支气管
气管
心脏切迹

肺动脉
肺静脉
肺泡管
肺泡

图1　**肺叶及支气管树**

叉的部分是三级支气管，树叶是肺泡——氧气就是从这里被送到血管。树木通过光合作用制造氧气，我们通过呼吸把氧气吸入体内，树和人的呼吸器官类似，是一个非常有趣的巧合。

　　肺部约有三亿个肺泡，每个肺泡都被毛细血管覆盖。如果把肺泡和毛细血管的接触面展开，那么其大小相当于一个网球场的面积。这么大的面积凝缩在肺里，却能有效地把氧气输送至血液中，很惊人吧。

　　前面提过，氧气是肌肉活动的燃料，然而，一个普遍存在的误解是：吸入更多的空气会增加血液的氧气含量。从生理上来说，通过这种方式增加血液中的氧气饱和度是不可能的，因为血液中的氧气几乎已经完全饱和了，这就好比把更多的水倒进一个已经装满了水的杯子里一样无效。那么，血液中的氧气饱和度到底是什么意思？它与肌肉需要的适量氧气又是什么关系呢？

　　血氧饱和度（SpO_2）是指与氧气结合的血红蛋白量占血红蛋白总量的比例。静处时，人体每分钟大概吸入 4～6 升空气，氧饱和度为 95%～99%。因为血液中的氧气不断地被输送到细胞，所以血氧饱和度不会达到 100%。如果血氧饱和度为 100%，就表明血红蛋白与氧分子的结合太强烈，减弱了红细胞向肌肉、器官和组织输送氧气的能力。血液的工作机理是把氧气运送到肌肉和器官中，而不是保存氧气。实际上，人体存有过量的氧气——静处时有 75% 通过呼吸排到体外，运动时只有 25% 排到体外，也就是说，即使把血氧饱和度提高到 100%，也是毫无意义的。

　　通过呼吸大量空气以摄入更多的氧气，如同让已经吃饱了的人再吃东西一样。我的大部分学生刚开始很难理解这个道理，因为多年来，他们一直在接受深呼吸的"好处"观念，后者来自减压咨询师、瑜伽教练、理疗师和体育教练，更不用说主流媒体的大肆宣扬了。其实，也很容易理解为什么这种观念会一直存在：一个大大的深呼吸确实能让你感觉非常好，即使它真的对你有害。就像一只猫在午睡后伸个懒腰，能让身体的上半部分舒展，有一种放松的感觉，这让很多人相信呼吸动作越大越好。

解密体内的呼吸规则

　　测量呼吸可以从两个方面进行：每分钟的呼吸速率或呼吸次数，以及每次呼吸时吸入肺部的空气体积或总量。尽管说是两个方面，但一般来讲它们都是互相影响的。

　　每次吸入和呼出的空气体积是用升来计量的，通常需要测量 1 分钟以上。传统医学中，健康的人每分钟呼吸次数一般为 10～12 次，每次呼吸时大约吸入 500 毫升的空气，那么每分钟吸入的总量约为 5～6 升。如果想要把吸入空气的量更具象化，可以想象大约 3 瓶 2 升装的空饮料瓶。如果一个人的呼吸次数是每分钟 20 次，吸入的总量就会更高。但是换气过度不仅仅来自较高的呼吸速率，也来自较低的呼吸速率——10 次且单次能吸入 1 000 毫升空气的大口呼吸。在下一章，可以用"体内氧气水平测试法"来测量自己的呼吸状况。

　　如何才能确保呼吸方式正确，以使呼吸系统得以最佳运行呢？令人不可思议的是，影响呼吸效率的重要因素不是氧气，而是二氧化碳。

　　呼吸的速率和量由大脑中的受体神经决定，它们的工作方式类似于调节家庭供暖系统的恒温器，然而，这些神经不是监测体温的波动，而是监测血液中二氧化碳和氧气的浓度，以及酸度或 pH 酸碱度（后文均简称为 pH 值）。当体内二氧化碳水平超过一定量时，这些敏感的神经就会刺激身体呼吸，以排出多余的气体。换句话说，刺激呼吸的首要诱因是消除体内过量的二氧化碳。

　　二氧化碳是身体分解食物里脂肪和碳水化合物这一自然过程的最终产物，它通过血管从组织和细胞返回肺部，多余的会被呼出，但此中至关重要的是，一部分二氧化碳会被保留下来。

正确呼吸不仅依赖——也决定了肺里二氧化碳的浓度，理解这一点，不管是职业运动员还是普通健身者，又或是体重管理者，都会更进步。

想象一下，二氧化碳是让氧气到达肌肉的门。如果门是半开着的，只有部分氧气可以通过，那么在锻炼时就会感到喘不过气来，并出现四肢痉挛的现象。而如果门是敞开的，氧气源源不断，便可以在更高的强度下保持体力活动。要正确地理解呼吸机理，就必须深入了解二氧化碳在呼吸过程中的关键作用。

对二氧化碳的耐受性提高，呼吸量就会增加

长期换气过度的原因就是平时吸入了过多的空气到体内，它虽然并不一定会表现出明显的症状——比如由于恐惧致使喘息的极端状况，但吸入的空气越多，呼出的也会越多，随之排出的二氧化碳也会增多，结果血液中二氧化碳的浓度就会降低。血液中二氧化碳的流失与氧气的关系，如同门开着一道很小的缝隙，却希望氧气能以最大量流入一样困难。短期换气过度也没多大问题，身体不会发生永久性的变化。但是，日常生活中呼吸量过多的状态持续久了，体内会发生一种生物化学变化，导致对二氧化碳敏感性提高或耐受性降低。如此，呼吸量总是高于正常水平，而脑神经会据此判断"体内二氧化碳太多了"，于是催促加大呼吸力度，结果就形成了长期换气过度的习惯，并带来了所有的负面后果——让我们的身体以一种危害自身健

康的方式呼吸。为了消除这些不良习惯，就要通过训练掌握正确的呼吸方式。

容易疲劳是呼吸习惯不好

我经常问学生这样一个问题："有谁认为自己属于容易疲劳的人？"通常有80%的人举手，那么我的工作之一就是要让这些人了解容易疲劳的原因。通过使用脉搏血氧仪，我测量过自认为容易疲劳的数千人的血氧饱和度，结果大部分人都在95%~99%[①]之间，血氧饱和度很正常。

血氧饱和度很正常，却总是感觉疲劳，这是为什么呢？问题不是血液中氧气不足，而是血液中的氧气不能被充分运送到肌肉、组织及脑部。为什么会这样？是因为呼吸过程中过多的二氧化碳被呼出体外。长期换气过度导致血液中的氧气不能被充分释放，结果就会出现日常生活中的疲劳感和运动时的气喘，这个就和前面提过的波尔效应有关系。有关波尔效应的内容后面还会详细介绍。

一个人的呼吸量即便比身体所需多出2~3倍，自身也不会明显感觉到。一旦换气过度变为常态，就会时不时大口喘气或叹气。当这种习惯在精神和身体上都根深蒂固时，就时时刻刻在吸入过多的空气，于是体内构造悄然发生变化，却极大地影

---

① 随着时间变换，我也的确见过低血氧饱和度的个别情况，但这种一般是由严重的肺梗阻，如慢性梗阻性肺病引起的。——作者注

响了身体功能。这种状况不仅发生在白天清醒的时候，很多人睡觉时也都张着嘴呼吸，无论是否有意识，这种情况都会损耗身心能量。

既然轻呼吸有这么多好处，那么为什么大部分人不知道呢？这个问题确实很难回答，但我想和下面几个因素有关系。第一，空气没有重量，不容易测量；即便是在测量过程中，呼吸也时时刻刻在变化，因此很难掌握精准的呼吸数据。第二，波尔效应是医学教科书中最基础也最先掌握的内容，结果医学生毕业时大多忘掉了这个简单却关键的知识。第三，换气过度的症状起因因人而异，从心血管、呼吸器官、消化器官的问题到平常的疲劳感，状况错综复杂，很难发现问题的特定根源。第四，还有个因素使问题更为复杂——换气过度并不一定表现出明显的症状，同时，会导致什么症状也取决于遗传基因。

最后一个能想到的原因是，很少有人意识到呼吸量和健康状态之间的关系。很多换气过度的人，在日常生活里苦不堪言，却由于缺乏这方面知识，只能无奈忍受。改变对呼吸无知的现状，将呼吸训练置于健康的中心位置，带来的惊人变化往往会超过饮食调整的效果。

那么，如何通过调节呼吸的量来优化健康和运动表现呢？正如大家现在已经了解的，最重要的因素是二氧化碳。

地球大气中二氧化碳的含量是非常低的，所以通过吸气很难将二氧化碳吸入体内。体内的二氧化碳是食物或氧气转化为能量时产生在组织或细胞中的，保持适当的呼吸量，就可以确保肺、血液、组织及细胞中的二氧化碳维持在一个合理的量。所以，不能把体内的二氧化碳只看作一种废气，它有许多更重要的作用，下面列举了几个。

- 帮助血液中的氧气释放到细胞里。
- 扩张气道和血管内壁的平滑肌。
- 调整血液的 pH 值。

把氧气输送到身体各部位的关键

血红蛋白是血液中的一种蛋白质，它的作用之一就是把肺部的氧气搬运到体内细胞或组织中。前面也介绍过，血液中氧气释放到细胞或组织中的机理叫作波尔效应，呼吸优化训练也是以波尔效应为基础。完全理解波尔效应，就可以有效地利用血液中的氧气，释放身体的运动潜能，实现强体愿望。

波尔效应是在 1904 年由丹麦生理学家克里斯蒂安·波尔（Christian Bohr）发现的。波尔说："血液中二氧化碳的压力是体内呼吸循环代谢的一个重要因素，适量的二氧化碳能使身体更有效地利用血液中的氧气。"这里要强调的是，血红蛋白只有在血液中有二氧化碳的状况下才能释放氧气。换气过度就会导致肺、血液、组织和细胞中的二氧化碳的量低于适当水平。这种状态叫作"低碳酸血症"，导致血红蛋白不释放氧气，结果就会减少输送到组织或器官中的氧气。

氧气供应不足的肌肉，就不能按意愿做有效的活动。也就是说，运动中身体不听使唤，即便大口喘气，也不能使氧气有效供给肌肉；相反，氧合作用还会减少。如果呼吸方式正确，血液中的二氧化碳压力会增加，血红蛋白更容易释放氧气到器官或组织细胞里。《West 呼吸生理学精要》（*Respiratory Physiology*）的作者约翰·韦斯特（John West）指出："锻炼中肌肉是发热的，并产生二氧化碳，而其又受益于毛细血管中增加的氧气运输。"运动时，运送到肌肉的氧气越多，肌肉的工作时间越长，也越有力。简单概括波尔效应就是，换气过度会限制血液中氧气的释放，肌肉的活动能力会下降。

气道与血管收张时会发生什么

换气过度还会导致血液流动减少。对于绝大多数人来说，2分钟的粗重呼吸就足以减少全身的血液循环，影响也会波及大脑，引起头晕目眩的反应。一般来说，血液流向大脑的量与二氧化碳的减少成一定比例。丹尼尔·M·吉布斯博士（Dr Daniel M. Gibbs）在其发表于《美国精神病学杂志》（*American Journal of Psychiatry*）的研究论文中阐述，换气过度导致动脉血管收缩，有的人血管直径会收缩一半。而根据 $\pi \times r = 1/2$ 圆周长的公式——同时也可以测量出一个圆的面积，血流以 4 倍减速。因此可以得出，换气过度会彻底影响体内血流状况。

很多人都有过换气过度致使大脑眩晕的经历。用嘴大口下呼吸两三次就能感受到脑内血流的减少。同样，睡觉用嘴呼吸的人，早晨难以起床，而且不管他们睡了多久，醒来后的前几个小时仍然感到疲倦、昏昏沉沉。有充分的证据表明，无论是在醒着还是睡觉的时候，习惯性用嘴呼吸会导致疲劳、注意力不集中、产出效率下降及情绪不佳。嘴呼吸与高质量的生活、有效果的训练完全背道而驰。

同样的情况也出现在那些在工作中需要大量讲话的人身上，例如学校教师或销售人员。每当工作结束后，他们都累得不行。累的原因并不是无休止的会议讨论（这会导致用脑过度或体力消耗过多），而是说话过多，因为说话太多等于呼吸过多。运动时身体需要更多氧气把食物转化为能量，因此增加呼吸量是正常现象。但是就说话而言，虽然身体并不需要更多的氧气，但吸入的氧气增多，结果就会破坏血液中气体的平衡状态，减慢血流速度。

根据哮喘的遗传易感性，血液中二氧化碳的减少使得呼吸道的平滑肌收缩，从而导致气喘和呼吸困难。相反，血液中二氧化碳增加，气道扩张则能有效获取氧气，哮喘患者的呼吸也会变得顺畅舒服。一天的日常生活结束后，我们都在同样的健康谱系中，一端拥有良好的呼吸状态，而另一端则相反。掌握正确的呼吸方法，不仅仅有助于缓解哮喘。即便是没有哮喘疾病前史的运动员，也有不少人出现胸闷、气喘吁吁、咳嗽、呼吸不畅的症状。所有这一切不良状况，都可以通过改善呼吸方法来解决。

血液 pH 值与二氧化碳的关系

二氧化碳除了可以促进血液中氧气释放到体内，还有调节血液酸碱度的作用。pH 值是测定酸碱度的数值，人体血液正常的 pH 值是 7.365，如果 pH 值未能保持在该数值附近，就会给身体增加负担。例如，血液偏碱性，呼吸就会减少，允许二氧化碳水平上升，恢复到正常的 pH 值；相反，血液偏酸性（吃了过多速食食品时），为了排放酸性的二氧化碳，呼吸会增加。保持体内正常的 pH 值是生命体不可缺少的条件，如果血液酸性增加（pH 值低于 6.8），或者碱性增加（pH 值高于 7.8），都会对生命产生威胁（见图 2）。因为体内 pH 值和器官、代谢功能有直接的关系。

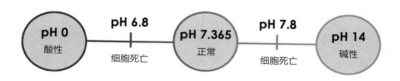

图 2   pH 值和二氧化碳的关系

科学研究表明，二氧化碳不仅在调节呼吸、控制最佳血流量、释放氧气到肌肉方面起着重要作用，其在维持体内正常 pH 值方面也极为关键，简单地说，体内的二氧化碳浓度决定着我们的健康状态。正确的呼吸可以保持体内适当的二氧化碳浓度，保证身体其他各个部位的功能正常运行，而且运动时可以使体力、耐力及力量达到最佳状态。另一方面，血液中的二氧化碳过少，血管会收缩，血红蛋白不释放氧气。如果肌肉得不到必要的氧气，身体就会气喘，运动状态也无法得到提高。这样就进入恶性循环：气喘、大口大口呼吸，结果更喘。在接下来的章节，你将学习到如何打破这个循环，建立一个新的良性循环。

如何充分发挥体内二氧化碳的作用

利用体内已有的二氧化碳潜能是改善换气过度的关键，为此，第一步是正确了解人体呼吸系统。在这个学习过程中，来看看艾莉森的经历，她是一位狂热的自行车运动爱好者。

我认识艾莉森时她 37 岁，从青少年时期起她就开始从事自行车运动了，每周训练两三次，风雨无阻，且每次都能至少骑上 37 英里[①]。骑自行车让艾莉森有了属于自己的时间，让她把思绪和烦恼抛在脑后，尽情拥抱大自然，感受微风拂面。

尽管她进行了多年的定期训练，但还是感到呼吸越发急促，以致喘不过气来——即使是在以中等速度骑行的时候。在长途骑行中，她经常感到轻度头晕和恶心，需要下车在路边缓上几分钟才能恢复，有时严重到快要呕吐或晕倒。如此刻苦地训练，她不明白自己为什么不能像同伴那样表现得更好。

讨厌的眩晕持续着，艾莉森陆续去看了医生与专家，他们都排除掉她有哮喘和心脏问题的可能性，说她很健康。然而，

---

① 　1 英里 ≈ 1.61 千米。——编者注

问题并没有解决，艾莉森也因此越来越焦虑，尽管通过各种体检也并没有发现什么问题，但她知道有些事情不对劲。

一位当地的体育教练让艾莉森和我联系，我立刻意识到艾莉森的那些症状是她习惯性用嘴呼吸导致的。她经常叹息、感到胸闷，不良的呼吸方式不仅仅影响了她的运动表现，也影响了她的日常生活，虽然她采取了自我强化的行动，但还是严重地限制了自身体能发挥。大多数健康专业人士压根儿不会想到艾莉森的呼吸有问题，而我十分确定改进呼吸方式才是解决她问题的核心。

当艾莉森意识到换气过度的习惯才是种种症状的根源时，她如释重负。她立刻明白了，如果在日常活动中呼吸过多，运动时的呼吸也会成比例增加，造成气喘不匀等负面影响。不只是艾莉森，许许多多人都面临同样的问题，换气过度把自身的呼吸系统弄崩溃了：心脏、肌肉、肺部和头部严重缺乏所需的二氧化碳来输送氧气。嘴呼吸造成了一个恶性循环，艾莉森觉得需要做更大的呼吸来应对，却导致呼吸量进一步增加。用本书的方法练习了两周之后，艾莉森的呼吸困难减轻了，恶心和昏厥状况也停止了。她的体能水平和健康状况得到了显著改善，感觉更平静，睡眠也更好，一整天都精力充沛。

当然，不是所有换气过度的人都会有昏厥的症状，具体症状应取决于遗传倾向（将在第 2 章阐述）。就像艾莉森的案例一样，总是会有一些连医生和专家都无法解释的负面症状，正如已故的胸腔内科医生克劳德·勒姆（Claude Lum）所说，换气过度"会产生一组奇怪而又明显不相关的症状，这些症状可能会影响身体的任何部位、任何器官或任何系统"。所以，最重要的是尽快识别出换气过度的问题，这样就不至于引发其他非常严重的病症。

　　下一章将介绍一个非常简单的方法，来帮助测量自身呼吸量及对二氧化碳的耐受性，再以此为基础，学习如何增进体内氧合作用。

第 2 章

你有多健康——
体内氧气水平测试（BOLT）

优秀运动员跑步时不会气喘吁吁，他们的呼吸不重，很有节奏且不费力，不会像蒸汽火车那样喘粗气。已有大量研究证明，运动员和普通人相比，做同样运动时气喘的比例要减少 60%。

运动中最难受的就是剧烈气喘，一方面，它会限制"更快、更远"的目标达成；另一方面，轻呼吸可以大幅度提高体能表现，使运动时呼吸畅爽。保持稳定的呼吸，不仅是一种良好的健身习惯，也是更健康和更安全的证明。

激烈的体育运动会增加氧气的消耗量，血液中的氧气浓度轻微下降，同时强烈的肌肉活动和代谢会产生更多的二氧化碳，血液中的二氧化碳的浓度也会升高。

前面已经讲过，呼吸得以持续不停，是源于动脉里二氧化碳的压力（一小部分为氧气压力所影响），当血液中二氧化碳增加，氧气减少，大脑就发出指令："赶紧呼吸。"

呼吸的目的是排放多余的二氧化碳

如果想亲自体验二氧化碳促使呼吸的过程，可以试用以下这个简单的方法。用鼻子缓慢呼气，呼气后用手指捏住鼻子屏息，屏息时血液中的二氧化碳浓度会逐渐提高；稍过片刻，大脑与颈部的神经为了减少血液中的二氧化碳浓度而下达"呼吸"的指令；身体接受了指令后，颈部和胃部的肌肉会收缩，并伴随一种吸入空气的冲动，当感受到身体的第一个"要呼吸"的信号时，放开鼻子恢复呼吸。一定要记住，呼吸的目的是为了排放多余的二氧化碳，而不是排放得越多越好。换气过度持续几天和几周，血液需要的二氧化碳最低量也给排放掉了，导致大脑神经对二氧化碳变得敏感。

大脑神经对氧气和二氧化碳的敏感度，会对运动时的状态产生影响。呼吸神经如果对二氧化碳的增加和氧气的减少过分敏感，那么运动时呼吸就会剧烈、粗重；身体为了维持这种呼吸量增加的状态必须更拼力，但因为换气过度会使血液中的二氧化碳减少，氧气不能被充分释放到肌肉中，所以运动越来越吃力。总之，由于过度用力，运动状态反而下降，而且增加了受伤的风险。

提高对二氧化碳的耐受度，不仅可以减少呼吸困难的情况，还可以在锻炼时更有效地向肌肉输送氧气。当呼吸神经对二氧化碳浓度不那么敏感时，就会体验到气喘状况在减少，身体可以以更少的努力产出更大的收获。在静处和体育锻炼中，呼吸也会变得更轻。有效的呼吸意味着产生更少的自由基，同时减少炎症发生与组织损伤的风险。

自由基（或氧化剂）是体内氧气转化成能量时产生的，激烈运动时需要更多呼吸，因此产生的自由基也会多起来。体内存在自由基是很自然的事，问题是其生成过多会破坏氧化剂和抗氧化剂之间的平衡关系。体内自由基过多，抗氧化剂不能将其有效化解，于是自由基攻击其他细胞，引起炎症和肌肉疲劳。

前文讲过，耐力优秀的运动员和普通人之间最大的区别之一在于，他们对少氧和多二氧化碳状态的忍耐力。换句话说，马拉松运动员跑步时，可以忍耐血液里高浓度二氧化碳和低浓度氧气的状态，而更剧烈的运动会消耗更多的氧气，产生更多的二氧化碳，所以，能够忍耐血液中这种气体变化对运动员来说是至关重要的。

为了在体育比赛中达到卓越的状态，对氧气的减少和二氧化碳的增加，身体反应不能太过强烈。随着时间的推移，高强度的体能训练将有助于身体更好地适应这些变化，而本书提供了一个更有效的方法，即呼吸优化训练中介绍的呼吸练习，这些练习可以很容易地融入任何形式的锻炼中，不管你的体能水平处在哪个层次——甚至包括受伤状态。哪怕只用10分钟进行简单锻炼，也可以提高你的健身效果。

提高最大摄氧能力

呼吸练习中需要明白一个术语——最大摄氧能力，指进行剧烈、极为消耗体力的运动时，一分钟内身体输送与利用氧气的最大能力。最大摄氧能力是测试运动员体力的一个指标，也是测试心肺耐力和有氧体适能的最重要的指标。自行车、划艇、游泳、跑步等需要耐力的运动，运动员的最大摄氧能力一般都较高，即提高耐力的训练最终都以提高身体输送与利用氧气的最大能力为目标。

研究表明，在增加二氧化碳而减少氧气压力的过程中，运动能力与最大摄氧能力关联紧密。也就是说，对血液中高浓度二氧化碳的忍耐力意味着摄氧量可以达到最大限度，从而能给肌肉工作送去充足氧气。

当然，定期进行适当的运动训练可以提高对二氧化碳的耐受度，从而进行更高强度的锻炼，最大摄氧能力也会得到提高。因为运动时代谢旺盛，产生的二氧化碳比平时要多，所以持续训练的结果是呼吸神经会逐步适应高浓度二氧化碳的状态，运动时呼吸更轻松，肌肉的氧合作用更好。同样，高强度运动时有效地利用氧气，摄氧最大限度也会变高。大部分运动员都是以此为目标进行日常训练。

第 7 章将介绍如何进行模拟高海拔训练。屏住呼吸时虽然血氧饱和度下降，但为了消除氧气减少的影响，红细胞生成量会增加。因为红细胞负责搬运氧气，所以其数量增加，有氧体适能和最大摄氧能力也会提高。体育健身界除了最大摄氧能力之外，还重视另一个指标——跑步效能（running economy），是指测量非全速跑步时身体消耗的能量或氧气量。一般来说，跑步时消耗能量越少越好，即身体能够有效地使用氧气，跑步效率极高。

比起最大摄氧能力，长跑界更重视跑步效能，因为后者能更好地反映跑者的状态与表现。因此，运动科学家、教练、运动员本人均积极采取提高跑步效能的训练，比如力量训练或高海拔训练。但实际上，还有更简单且同样有效的第三种方法，就是跑步时的屏息训练，该方法可以改善呼吸肌的力量和身体耐力。有关减少呼吸量的研究发现，短时间进行屏息训练，跑步效能就可以再显著提高 6%。

人人都应该学会正确的呼吸方式

读到这里你可能会想这样的问题："既然通过体育锻炼可以提高对体内高碳酸低氧状态的耐受度，那么为什么还要做呼吸优化训练呢？"这确实是个好问题，下面我来详细说明理由。

生活在现代社会的我们，已经很难避开给呼吸带来不良影响的各种因素，甚至许多高水平的运动员在静处时也会呼吸过重，他们吸入和呼出空气时都非常明显，而且经常是用胸部呼吸。尽管他们已经达到很高的竞技状态，但如果采用正确的呼吸方法，表现还能更出色。

　　静处时不能正确呼吸的人，运动时也不可能做到有效呼吸。呼吸优化训练的目的是指导人们，无论在静处时还是在任何一种强度的运动过程中，都要做正确的呼吸，这种方法可以有助于人们养成良好的习惯，并能给呼吸系统带来受益终生的好处，无论是想健身还是运动迷，正确的呼吸法都将伴随一生。

体内氧气水平测试

　　下面可以使用体内氧气水平测试（以下均简称为 BOLT）来测试自己对二氧化碳的耐受度，也就是要衡量身体可承受的一次性屏息时长。首先，你将能了解自身目前的状况，然后学习呼吸优化训练如何帮助改善睡眠、提高专注力及能量水平，重获精神安定，运动时不喘及提高众人皆求的最大摄氧能力。

　　自 1975 年起，研究人员发现一次可忍受范围内的屏息时长就能简单测试出静处时的呼吸量，以及体育锻炼时是否有气喘情况。这可以说非常有效，而且这也是测量相关呼吸数据时一种非常精准的手段。BOLT 简单、安全、不涉及任何复杂的设备，而且可以随时进行。BOLT 与其他屏息测试不同，它测试的是从屏息开始，到第一个明确的自然呼吸欲望出现之间的时间，人们可以用这种方法准确地测量自己的呼吸量。其他呼吸测试侧重于屏住呼吸的最长时间，但是这种测量是不客观的，因为它可以被意志力所左右。

　　运动员都有强大的意志力，不难想象他们做此类屏息测试时可能会忍耐到极限。如果真的想提高呼吸效率和最大摄氧能力，强烈建议仔细地按照本书的说明来进行测量：屏息后出现第一个明显的呼吸欲望被感觉到时就停止，即测量从屏息到首次想呼吸的那段时间长度。简单来讲，BOLT值越低，呼吸量越多，表明处在换气过度的状态，运动时气喘更激烈。

　　为了正确地测试BOLT值，测试之前先安静10分钟，充分理解以下测试方法后（见图3），准备秒表开始测量。

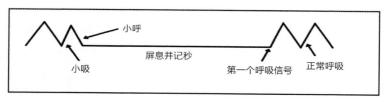

图3　正确测试BOLT值

1. 用鼻子做一次正常的吸气，再用鼻子做一次正常的呼气。

2. 捏住鼻子，防止空气进入肺部，开始完全屏息。

3. 测量从开始屏息到第一个明确的呼吸欲望或第一个呼吸冲动出现之时的时间间隔，反应包括想吞口水、气管收缩等信号，有时也表现为腹部或喉咙的呼吸肌自动收缩。（注意：BOLT不是测试你能屏息多久，而是测量身体对空气缺乏产生反应所需要的时间。）

4. 放开鼻子，停止秒表计数，用鼻子接着呼吸。屏息后的首次吸气应较为平稳。

5. 回到正常的呼吸。

为了准确测量 BOLT 值，需注意以下几点。

- 平静地呼气后再屏息。
- 测量从开始到呼吸肌首次有呼吸冲动的时间，不是测量能屏住呼吸的最长时间。
- 呼吸肌没反应时，有强烈的"要呼吸"欲望再放开鼻子。
- BOLT 不是纠正呼吸方式的练习。
- BOLT 是屏息后呼吸肌最初出现反应的那段时间，如果重新开始呼吸时需要做深呼吸，就说明屏息的时间太长了。

BOLT 值的对应结果

屏住呼吸，氧气进不到肺里，体内的二氧化碳也排不出去；持续屏息，肺和血液中的二氧化碳含量增加，氧气会稍微减少。因为二氧化碳诱发呼吸，所以可以说屏息的时间长短取决于对二氧化碳的耐受度，或者对二氧化碳的通气反应。

屏息后通气反应强烈的人，对二氧化碳耐受度低，屏息时间会比较短。相反，对二氧化碳耐受度高的人，屏息时间就长。

BOLT 值低的人，呼吸神经对二氧化碳异常敏感，身体由于想把多余的二氧化碳排出体外，就会增加呼吸量。而对二氧化碳的耐受度处于正常水平、BOLT 值又相对较高的人，静处时呼吸平稳，运动时轻松不喘。

刚开始测量 BOLT 值时，你会惊讶于自身 BOLT 值比想象的要低，请记住，即便是优秀运动员也有 BOLT 值低的时候，好消息是，BOLT 值可以通过在日常生活或锻炼日程中运用简单的呼吸练习加以提高。

进行中等强度运动的人，最初 BOLT 值一般在 20 秒左右；低于 20 秒会出现鼻塞、咳嗽、气喘、睡眠障碍、打呼噜、倦怠及运动时剧烈气喘的症状，具体出现什么样的症状取决于每个人的遗传体质。而 BOLT 值每提高 5 秒，可以感觉更好，运动时的疲劳感和气喘会减少。呼吸优化训练的目标是把 BOLT 值提升到 40 秒，而这是完全能够实现的。

提高 BOLT 值对获得更好的身体耐力是至为关键的一步。正如上述，提高对二氧化碳的耐受度就可以提高最大摄氧能力，同时提升竞技水平。简而言之，呼吸优化训练的终极目标是提升 BOLT 值，最大限度地发挥你的潜能。

BOLT 值与运动时的气喘症状挂钩

健康成年人理想的 BOLT 值是 40 秒。威廉·麦克德尔（William McArdle）在《运动生理学：营养，能量和体能表现》（*Exercise Physiology: Nutrition, Energy, and Human Performance*）这本书里讲："健康人呼气后屏息到出现想呼吸的欲望的时间大约为 40 秒。"而理论上行得通的并不总是反映在实践中。事实上，大部分人——包括运动员，一次舒适屏息获得的 BOLT 值大约是

20 秒，通常还要再少些。那么，想充分发挥自己的潜能，BOLT 值就应该锁定在 40 秒。

对屏息时间的测量也会用在呼吸困难、哮喘等病症的研究上，结果显示，屏息的时间越短，在静处和运动时越容易出现呼吸困难、咳嗽与气喘的症状。

在过去 13 年的工作中，我接触了成千上万名患有哮喘的儿童和成年人，虽然屏息时间一般不被医生用来评估哮喘的严重程度，但它是评估呼吸系统整体状况的一个很好的测量方法，比如用于咳嗽、气喘、胸闷、呼吸急促和运动诱发性哮喘等呼吸系统病症的测量。如果在运动时感到呼吸困难或气喘，那么运动能力必然受限于这些症状。通过实施呼吸优化训练，跟踪 BOLT 值的变化，将能够快速、轻松地改善自身状态，并消除运动诱发的哮喘症状。呼吸优化训练的总体目标是将 BOLT 值提高到 40 秒以上，每提高 5 秒，就会发现咳嗽、气喘、胸闷和呼吸急促等症状会迅速减少。更多关于消减运动诱发性哮喘症状的内容，可以参考第 12 章。

BOLT 值提高，呼吸量会减少

下面再做一个实验。

- 坐下来，拿着笔和纸。

- 专注于自己的呼吸，观察每次呼吸的快慢节奏与深浅。

- 如下图，在纸上画出呼吸的快慢节奏与深浅。

- 这样做半分钟左右。接下来，看看你画的呼吸图和

BOLT 值有什么样的关系。

图 4 呈现了呼吸量与 BOLT 值为 10 秒的关系。

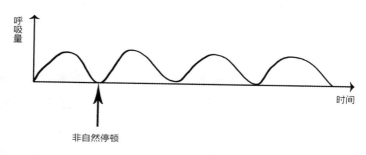

图 4   BOLT 值为 10 秒

BOLT 值为 10 秒的话，恐怕每次呼吸都能听见自己的声音——很大、不规律、沉重又费力，呼吸之间没有自然的停顿。BOLT 值在 10 秒或以下的人，会经常感到呼吸困难，即便坐着静处时也一样。呼吸时胸部活动幅度较大，经常会用嘴呼吸，每分钟呼吸 15～30 次。

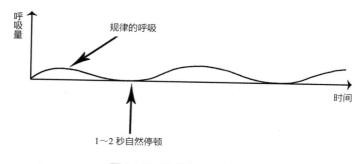

图 5   BOLT 值为 20 秒

BOLT 值为 20 秒时（见图 5），呼吸也是沉重的，但是更有规律。呼吸的次数及呼吸量明显少于 BOLT 值为 10 秒的人，呼气后会自然停顿 1～2 秒，静处时呼吸次数在 15～20 次。

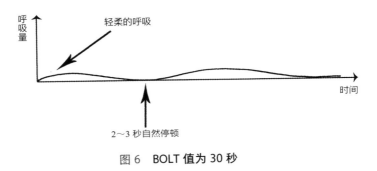

图 6　BOLT 值为 30 秒

BOLT 值为 30 秒时（见图 6），呼吸平静、缓慢又柔和，是很自然的轻呼吸，呼吸频率与呼吸量呈下降状态，BOLT 值升高，屏息到呼吸之间停顿的时间也会延长，静处时每分钟呼吸次数为 10～15 次。

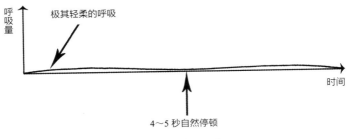

图 7　BOLT 值为 40 秒

BOLT 值为 40 秒时（见图 7），呼吸是毫不费力的、平静的、柔和的、安详的。到这个水平，肉眼看不到呼吸动作，呼吸之间自然停顿的时间是 4～5 秒。静处时每分钟呼吸次数为

6～10次，呼吸量达到最小值。

BOLT值与体能表现

运动时呼吸量会增加，体内的二氧化碳也随之增加。BOLT值为30秒以上的人，肌肉运动增多所产生的二氧化碳的量和向外排放的二氧化碳的量会达到平衡。BOLT值在20～30秒之间的人，还有很大的改善空间。真正有问题的是BOLT值低于20秒的人，排到体外的二氧化碳的量多于体内产生的二氧化碳的量，体内二氧化碳总量减少，那么血液搬运氧气的能力就会降低，血管和气道会收缩，结果运动状态降低，给整体健康状况带来不好的影响。

一般来说，BOLT值越低，呼吸量和代谢的平衡关系越糟糕。为此，无论是静处时还是在运动中都要培养正确的呼吸方式。而BOLT值越接近40秒，呼吸和代谢的平衡关系越趋于完美。也就是说，体内产生的二氧化碳的量和呼出的二氧化碳的量几乎一致，能毫不费力地做强度很大的运动，呼吸也会变得更均匀。

对于儿童及青少年来说，正确评估并提升BOLT值可能有点困难，因此训练中可以通过计算他们行走时能够屏息的步数来准确衡量进步。后面章节中将对此进行详细描述。

在第1章的开始，我曾声明即便是坐着进行练习，呼吸优化训练也可以确保提升BOLT值。通常来说，BOLT值不到15秒的人，往往会因为严重的气喘问题而终止体育锻炼。由于呼吸优化训练简单易行，因此 BOLT 值低的人，哪怕是坐着或慢走时进行训练，只要坚持几周就能显著地提高耐力与呼吸效率。一旦 BOLT 值提高到 20 秒以上，就可以同步进行体育锻炼了，到时通过更高阶的呼吸练习以进一步提升 BOLT 值。如果是运动员，可以利用身体与生俱来的资质把训练效果提高到极致，体能和健康水平达到最高水准；如果是教练，可以根据参赛选手的 BOLT 值来安排个性化的训练。正如老话所讲：知识就是力量！明白了身体的运动机理将有助于更合理、最大限度地发挥潜能。

提高 BOLT 值的三个步骤

下面将简单介绍改善呼吸，提高健身、耐力的三个训练步骤。

步骤 1　防止二氧化碳的流失

- 不管是睡着还是醒着都用鼻子呼吸。

- 停止叹气。感觉要叹气时，或咽回去，或屏住呼吸。每隔几分钟的叹气足以患上换气过度，因此为避免过多叹气，应采取吞咽或屏息等方法代替。如果叹气后自己也意识到了，那么可以通过 10～15 秒的屏息来帮助补偿失去的二氧化碳。

- 打哈欠和说话时不要大口呼吸。BOLT 值很低的人在一天之中会经常感到疲劳，同时频繁打哈欠。那些因职业需求而说话多的人必须意识到他们的呼吸在谈话中是不应该被听到的。如果发现在说话时能听到自己的呼吸，那么最好放慢语速，用更短的句子，并在每个句子停顿之间用鼻子轻柔地呼吸。

- 观察自己一整天的呼吸，在静处时的呼吸不应被看见或听到。

步骤 2　提高二氧化碳忍受度

这个阶段要做减少呼吸量的训练，以使其达到正常水平。通过这个练习，身体得到放松，呼吸变得缓慢而平静。练习的目的是将身体对氧气的需求调整到正常水平，坚持 10～12 分钟的练习，呼吸神经会做出相应调整，以适应更高浓度的二氧化碳。

要想使 BOLT 值从 10 秒提高到 20 秒，则必须经过步骤 1 与步骤 2。

步骤 3　模拟高海拔训练

运动时，呼吸量随着新陈代谢活动的增加而增加，而这过程中会产生更多的二氧化碳。运动时减少自身感觉需求的呼吸量是一个非常棒的锻炼方法，它能让身体提高对二氧化碳的耐受度，也会提高对少氧状态的忍耐水平。在体育锻炼中实施呼吸优化训练的好处是，能比静处时产生更强的空气渴求，这是将 BOLT 值从 20 秒提升到 40 秒的必要条件。

要提高 BOLT 值，需要注意以下要点。

- BOLT 值每提高 5 秒，身体会感觉更好。

- 注意 BOLT 值提升的速度。开始前的 2～3 周，BOLT 值一般会提高 3～4 秒，BOLT 值达到 20 秒后，通常提升速度会减慢，有时 8～10 周都会停留在 20 秒的水平。要把 BOLT 值从 20 秒提升到 40 秒，需要本书的技术与体育锻炼相配合，即便 BOLT 值不升反降，也不要放弃，要坚定信心！哪怕停止不前，仍然可以享受已经提升到 20 秒的好处。

- BOLT 值提升缓慢的因素之一便是生活方式，如过大的压力、说话过多，或者患有某种疾病。因为健康状况的影响，要提高 BOLT 值有时会需要时间，但是采用符合自己的状况训练，BOLT 值肯定会得到提升，最重要的是不放弃、持之以恒。即便 BOLT 值只是提升了一点点，对健康也是非常有益的。

- 要想知道更准确的 BOLT 值，就需晨起后立即测量。因为睡眠中的呼吸是无意识的，所以清晨的呼吸量是最接近自然状态的。

- 呼吸优化训练的目标是 6 个月内将晨起 BOLT 值保持在 40 秒。鉴于现代生活中有许多对呼吸不利的影响因素，因此有必要经常关注自己的呼吸，确保是轻柔的鼻呼吸。不只运动时，平常静处时也要结合呼吸优化训练，以提高 BOLT 值。

不同 BOLT 值的训练方法

下面将简单概述不同 BOLT 值相对应的训练法，最后的实践篇中也会详细介绍。

BOLT 值低于 10 秒的训练法如下。

- 进行呼吸恢复训练以疏通鼻塞。
- 始终用鼻子呼吸。
- 避免叹气或深呼吸。
- 静处时进行轻呼吸到正确呼吸训练。
- 进行呼吸恢复训练。

BOLT 值为 10～20 秒的训练法如下。

- 进行疏通鼻塞训练。
- 始终用鼻子呼吸。
- 避免叹气或深呼吸。
- 静处与体育运动时均进行轻呼吸到正确呼吸训练。

BOLT 值为 20～30 秒的训练法如下。

- 进行疏通鼻塞训练。
- 始终用鼻子呼吸。
- 静处和体育运动时进行轻呼吸到正确呼吸训练。
- 在快速步行或慢跑中做模拟高海拔训练。

BOLT 值超过 30 秒的训练法如下。

- 始终用鼻子呼吸。

- 静处与体育运动时均进行轻呼吸到正确呼吸训练。

- 在慢跑或跑步中做模拟高海拔训练。

- 进行模拟高海拔训练的进阶练习。

需要重申的是，有健康问题的人或 BOLT 值在 10 秒以下、有强烈的呼吸需求的人不要做屏息训练，有可能因为控制不了呼吸而出现症状恶化的状况。同时也不要尝试做疏通鼻塞训练，或其他模拟高海拔训练，直至 BOLT 值提高到 10 秒以上。还有跑步时的屏息训练，应等 BOLT 值达到 20 秒以上后再开始进行。

改变呼吸方式能促进身体排毒

实施呼吸优化训练，有可能体验到排毒效果，排毒到什么程度，取决于 BOLT 值和当时的身体状态。一般来说，BOLT 值越高、健康状态越好的人排毒作用越不显著。相反，BOLT 值不高、常年处在亚健康状态的人可能会出现明显的效果。因为呼吸状态得到改善之后，血液循环顺畅，给所有的组织和器官供应充足的氧气，各器官的功能得到提高，促进了废弃物的排泄。

出现排毒效果是身体变好的征兆，身体状态也确实是在明显好转。一般来说，排毒反应是温和的，可能持续几小时，也可能持续一两天。

典型的排毒反应有如下特征。

- 饮水需求增加。

- 食欲减退。

- 口中有异味。

- 情绪波动大。

- 短期头痛。

- 患有哮喘的人出痰增多。

- 感冒，特别是运动时流鼻涕。

- 腹泻。

排毒反应中最重要的反应是食欲减退，所以只在有饿感时才吃东西。想减轻排毒反应、缩短排毒时间，一天中要定期喝温水，还要进行减少呼吸的训练。

在下一章，我们将开始了解提高 BOLT 值的第一步：鼻呼吸。届时将研究鼻子的功能，如何疏通鼻塞，了解鼻呼吸对健康、运动与睡眠的作用。

第 3 章

鼻子用来呼吸，嘴用来吃饭

　　想要呼吸量变得正常并提高 BOLT 值，第一步就是回归基本——无论白天还是夜晚都用鼻子呼吸。连小孩子都很清楚，鼻子用来呼吸，而嘴用来吃饭，刚出生的婴儿都是用鼻子呼吸的。人类从远古时代开始一直是用鼻子呼吸的，我们的祖先只有在极度危险的境况下才会用嘴呼吸，是为了吸进更多的空气来让身体能够做出激烈的反应。

　　正因如此，嘴呼吸就成了"紧急情况"的代名词，激发了我们祖先经历过的"战斗或逃跑"的应激模式，但是现代人通常没有环境体验这种强烈的反应，为此失去了恢复到正常呼吸状态的机会。从呼吸生理学的角度来看，用嘴呼吸激活的是胸式呼吸，而鼻呼吸对应的则是腹式呼吸。为区分二者不同处，可以坐在镜子前，把一只手放在胸前，一只手放在肚脐上。一旦坐定，就可以用嘴做一次不大不小的呼吸，并记录下双手各自的起伏幅度。接下来，比较一下用鼻子做同样程度的呼吸时双手的起伏幅度。

胸式呼吸一般被视为紧张的条件反应，而鼻呼吸是有节奏的、平稳的呼吸，是正确使用横膈膜的正常呼吸方式。对深呼吸的普遍误解是要把胸部鼓起，肩膀抬高，但这既不够"深"，也无助于身体吸入更多的氧气。为了缓解压力，这样的"深"呼吸是有效的，通常是为了让自己冷静下来。但真正的深呼吸是腹式呼吸，轻柔而安静，与通常试图使人镇静下来的大口呼吸刚好相反。

嘴呼吸激发的是上胸部运动，继而引发更大口的呼吸，导致动脉血液中氧气急剧消耗。难怪习惯性用嘴呼吸的人，常常会遭遇体力不支、注意力不集中和情绪低落的困扰。

可能有人觉得我对嘴呼吸的偏见有些过当，但坦白说，我自己就曾经在长达20多年的时间内用嘴呼吸，所以我对它的影响太了解了。甚至现在每当我照镜子时，都能看到多年用嘴呼吸造成的讨厌后果。牙医和牙齿矫正医师能证明嘴呼吸对面部造成的深刻影响：窄短的下巴、牙齿排列不齐、颧骨下沉和较小的鼻腔。虽然矫正治疗和戴牙套在现代青少年中颇为流行，但我们的祖先根本不用矫正，就能拥有坚实的下巴和整齐的牙齿。

饮食结构的变化催生了换气过度

20世纪30年代，一位名为韦斯顿·普莱斯（Weston Price）

的牙医，调查了不同国家和文化中的人们面部变化和齿列不齐的原因。当访问到分布在苏格兰沿海赫布里特斯群岛的盖尔人时，普莱斯发现，当父母把以海鲜与燕麦为主的传统自然饮食转变为现代饮食后，孩子们变成了嘴呼吸者。这些现代饮食多为蛋糕、白面包等精面粉制成的食品、果酱、罐装蔬菜、加糖果汁、糖果。

普莱斯发现了现代饮食与长期换气过度之间的关系。加工食品是黏化物质和酸的合成体，在漫长的进化过程中，我们原本的饮食是由 95% 的碱性食物和 5% 的酸性食物组成，现在情况正好相反：我们的饮食是由 95% 的酸性食物和 5% 的碱性食物组成。奶制品、肉类、面包、糖、咖啡、茶等酸性物质刺激呼吸，对应更多呼吸需求的自然反应是张开嘴吸入更多的空气。随着时间的推移，大脑会适应吸入更多空气的这种模式，久而久之换气过度就成了一种习惯。

另一方面，呈碱性的食物如水果、蔬菜、水等，这些容易消化吸收，身体没有负担，呼吸也不会加快。虽然碱性食物对身体有益，但也没必要因此成为素食者，毕竟肉类食物含有丰富的蛋白质，而蛋白质是健康的饮食生活不可缺少的营养物质。改善饮食结构最重要的就是不吃加工食品，而超市中加工食品的架子通常会放在最显眼的位置，它们于身体没有一点好处。

鼻子是人体最重要的器官之一

在 19 世纪的北美旅行中，艺术家乔治·卡特林（Geroge

Catlin）注意到美洲土著母亲非常关注她们婴儿的呼吸。任何时候，只要宝宝张开嘴呼吸，母亲就会温柔地把宝宝的嘴唇压在一起，以确保其用鼻子呼吸。卡特林还发现，印第安土著居民的孩子比起白人的孩子很少生病，于是，1882 年他写了一本名为《闭上嘴巴，延长生命》(*Shut Your Mouth and Save Your Life*)的书，书中写道：“当我看到一个贫穷的印第安女人在荒野中，把她的婴儿从乳房上抱下，婴儿睡着时便将其嘴唇压在了一起时，我对自己说，这才是最好的育婴方式！这样的母亲应该成为皇帝的乳母。”相比之下，卡特林描述了欧洲殖民者的婴儿是如何张着嘴巴，在闷热、通风不畅的房间里睡觉的。

　　鼻呼吸通常是动物生存或狩猎技术的重要组成部分。猎豹被认为是地球上速度最快的陆地动物，它能在 3 秒钟内从 0 加速到每小时 60 英里。大多数高性能汽车都不能做到这么快地加速——除了布加迪威龙，而这款车要花费 83.9 万英镑让你体验猎豹的自然加速度。在如此惊人的效率和速度下，猎豹追赶猎物并不需要很长时间，但在追捕过程中保持鼻呼吸的优势，就可以确保它的受害者会被追得上气不接下气。

　　大家可能都知道狗会定期用嘴来呼吸，因为它需要在炎热天气下喘息，或者在长途跋涉后降温。但所有其他时间里，狗还是通过鼻子进行呼吸，而嘴则用来进食、饮水和吠叫。按照大自然的规律，陆地上的动物就身体结构而言都需要用鼻子呼吸——气管连通鼻子和肺部。反过来讲，大多数陆地动物要用嘴呼吸则比较困难。

　　人在出生时的构造也如上述动物一样，但没过几个月，气管就会下降到舌后方，可以同时通过鼻子和嘴进行呼吸。查尔斯·达尔文（Charles Darwin）一直困惑于人类呼吸结构的这种调整性——通向胃部的食物入口和通往肺部的空气通道被排列在一起。这种设置有着将食物误入气管的风险，需要复杂的吞咽机制来帮助功能运转，似乎相当不实用。但其存在也有合理缘由——人能够借此讲话和游泳，因为这两个动作都需要对呼吸进行自主控制。不知达尔文是否调查过人类用嘴呼吸的消极影响，但我笃定他应该已经考虑过，嘴呼吸是人类进化中一个极为不利的缺陷因素，而非仅仅一个导致进食卡噎的风险因素。

　　动物世界的其他成员们都靠鼻呼吸来生存，而嘴呼吸只作为一种生物适应性被保留下来。鸟类就是如此，其呼吸主要依靠鼻部——除了潜鸟，如企鹅、塘鹅和鹈鹕。通常，当动物用嘴进行呼吸时，就是一种生病、受伤或情绪低落的表现。豚鼠或兔子始终通过鼻子呼吸，即使消耗体力过大时也是如此，只有进入呼吸异常状态时才选择用嘴呼吸。大多数农场家畜——奶牛、绵羊、驴子、山羊和马无不如此。那么见到这些动物用嘴呼吸时，农场主便知道情况可能不妙——当他们观察到奶牛或绵羊无力地站着，脖子伸长且嘴部张开时，凭经验就意识到得叫兽医来了。

　　对于猎物和捕食者来说，鼻呼吸同样重要。尤其是像马和鹿这类食草动物，鼻呼吸的优势尤为突出，因为它们可以同时吃草和呼吸，此外，还可以嗅到靠近的捕食者，提高警惕。而我，一个长期习惯用嘴呼吸的人，在孩童时代就经常被劝诫咀嚼时不要张开嘴。可我并不是马，无法通过鼻子同时吃东西和呼吸，也无法在简单的锻炼中保持平稳呼吸。假如花上一天时间待在赛马场，你就会亲眼看见，这些漂亮庄伟的动物在鼻呼吸状态下奔跑速度竟可多达每小时 30 英里。

为了知道鼻腔的大小，可以把舌头从上腭前端尽力回勾，你会惊讶地发现上腭其实就是鼻底！我们面部可见的鼻部其实大约只占鼻腔总体积的 30%，还仅是冰山一角，而余下的 70% 深深埋在头骨之中。大自然总是充满智慧，不会浪费任何空间。我们通过头骨内鼻腔的空间容量便可窥见，生物进化已证明鼻子的重要性。

从鼻子吸入的空气，会经过一个像卷起的纸一样的海绵状骨头——名为鼻甲，进入稳定的、规律的气流模式。鼻内部呈小袋状，瓣膜和鼻甲调节空气的方向和速度，让空气充分接触由细微的动脉、静脉和黏液毯组成的网状结构——对进入肺部的空气先进行加温、加湿处理，使空气变得温暖，湿润，并且在这之前对空气进行消毒杀菌。已故医生莫里斯·科特尔（Maurice Cottle）于 1954 年创建了美国鼻科协会（American Rhinology Society），他曾说鼻子在人体功能运转中承担了 30% 的作用，其对肺部、心脏和其他重要器官的正常运行起到至关重要的辅助作用。鼻腔体积在头骨内占有很大比例这一点也表明了鼻功能的重要作用。

　　欲获得较高的 BOLT 值，提高运动状态，关键是始终要用鼻子呼吸。如果 BOLT 值在 20 秒以下，用鼻子呼吸是避免运动时换气过度的唯一办法。做高强度训练时，短时间内可以允许用嘴呼吸，但这种训练要在 BOLT 值达到 20 秒以上后再进行。

　　一个世纪前编写的瑜伽书《呼吸的科学》(*The Science of Breath*) 中，作者瑜伽士罗摩恰拉卡 (Yogi Ramacharaka) 关于鼻呼吸和嘴呼吸写道："瑜伽士了解呼吸法时首先要学习的是如何用鼻子呼吸，并克服张口呼吸的习惯。"然而，100 多年过去了，似乎一切都没变；如果一定要说有什么改变，那就是更流行用嘴呼吸了。罗摩恰拉卡在书的最后总结："现代人容易得的大部分疾病，究其原因在于用嘴呼吸的坏习惯。"

下面介绍鼻呼吸的几大好处。

- 鼻呼吸对空气流动的阻力比嘴呼吸要高出大约 50%，导致氧气的吸入量增加 10%～20%。

- 鼻呼吸可以提高吸入空气的温度和湿度（外面 6 摄氏度 / 华氏 42.8 度的空气通过鼻腔达到喉咙时温度会升到 30 摄氏度 / 华氏 86 度，达到最终目的地——肺部的时候，温度升到与体温一样的 37 摄氏度 / 华氏 98.6 度）。

- 鼻呼吸可以杀灭吸入空气里的大量细菌。

- 在体育锻炼时用鼻子呼吸，根据心率和最大摄氧能力，可以获得和做有氧运动同样的效果。

- 鼻子是一氧化氮的储藏室，一氧化氮是维持良好健康的一种基本气体。

再比较一下嘴呼吸的影响。

- 嘴呼吸容易让儿童头部前倾，减弱呼吸强度。
- 嘴呼吸容易出现脱水状况（睡觉时用嘴呼吸，醒来会口干舌燥）。
- 口干舌燥，口腔呈酸性，因此容易得牙齿和牙龈方面的疾病。
- 口腔细菌群改变，导致口臭。
- 嘴呼吸是打鼾与睡眠障碍的主因。

鼻子是一氧化氮的绝佳来源

直到 20 世纪 80 年代，一氧化氮（NO）还被认为是一种有毒气体，产生烟雾，并对环境造成有害影响。当第一篇讨论一氧化氮重要性的文章发表时，科学界很难想象被看成有毒气体的一氧化氮会在体内发挥如此重要的作用。尽管最近医学界才关注一氧化氮，但已经有超过 10 万篇关注这种气体的论文研究，可见它已经引起医生和科学家的广泛关注了。

1992 年，一氧化氮被著名科学杂志《科学》（*Science*）选为"年度分子"，这个奇妙而结构简单的分子，有统合神经科学、生理学、免疫学的功能，颠覆了细胞之间的信息传递与防卫等方面的科学常识。

　　1998年，罗伯特·F·弗奇戈特（Robert F. Furchgott）、路易斯·J·伊格纳罗（Louis J. Ignarro）和费里德·穆拉德（Ferid Murad）这三位科学家因发现一氧化氮是心血管系统中重要的信号分子而获得了诺贝尔奖。我记得自己第一次接触一氧化氮的知识时，非常惊讶其带来的巨大好处：一氧化氮不仅影响人体所有的系统和器官，也有预防癌症、延年益寿的作用，甚至会帮助提高性生活质量。奇怪的是，一氧化氮对生命健康有着如此巨大益处，除了医学界外仍旧鲜为人知。我到目前为止接触过数百名患有高血压、心血管病、哮喘的患者，但是没有一个人知道一氧化氮的重要性。

　　一氧化氮产生于鼻腔及遍布全身数千英里的血管内壁。科学研究发现，一氧化氮在鼻气道中被释放，通过鼻腔呼吸运输到气管和肺部。来自瑞典著名卡罗林斯卡医学院的研究人员乔恩·伦德伯格（Jon Lundberg）和埃迪·韦茨伯格（Eddie Weitzberg）在权威医学杂志《胸腔》（Thorax）发表论文说："一氧化氮在人类鼻腔中被释放，在吸气的过程中，顺着气流流向较低的气道和肺部。"

　　医学界领先人物已经认识到一氧化氮在身体血管系统中有如此重要作用，著名心胸外科医生迈哈迈特·奥兹（Dr Mehmet Oz.）推荐腹式呼吸，因为它"把一氧化氮从鼻子和鼻窦后面带入肺部，这一短暂的气体传送过程具有扩张肺部气道和血管的作用"。

　　要充分利用一氧化氮的好处，鼻呼吸不可或缺，鼻呼吸与腹式呼吸能够一起帮助身体提升最大摄氧能力。在这里，我们想象一下鼻子就是一氧化氮的储藏室：每次用鼻子缓慢地、轻柔地呼吸时，身体就源源不断地把一氧化氮输送到肺部和血液，逐渐使其遍布全身。但是，改用嘴呼吸便会与鼻子内部的一氧化氮擦肩而过，错失一氧化氮对健康的好处。

一氧化氮还有调节血压、维持体内平衡、神经传递、免疫防御、呼吸调节等重要功能，除此之外，还可以预防高血压、降低胆固醇、防止动脉老化以保持柔软性、预防动脉血管阻塞和血栓等。同时，也能降低心脏病和卒中的风险，而心脏病发作与卒中正位列美国三大主要健康杀手之中。

随着年龄的增长，血管会失去弹性，周身血液循环变缓。当男性年龄渐长，血液流动减少导致的疾病（包括勃起功能障碍）会越发普遍，这并非巧合。当意识到一氧化氮这一气体在阴茎勃起中起着重要的作用时，就能非常容易地理解一氧化氮对血管的掌控效力。事实上，这一发现促就了1998年"伟哥"的诞生，这是一种非常受大众欢迎的药物，它不仅获得了媒体数千小时的免费报道，还为制造商辉瑞公司带来了数十亿美元的销售额。

导致习惯性嘴呼吸的原因有很多，其中就包括鼻腔组织肿胀形成的鼻息肉。在一项对33名有鼻息肉男性的研究中，研究人员发现，这些调查对象的勃起功能障碍更明显。当这些男性接受手术切除息肉，恢复鼻呼吸时，勃起功能障碍就得到了显著改善。

女性也可以从一氧化氮中获益，因为一氧化氮在女性生殖系统中同样扮演着类似的角色——有助于增强性欲。也许鼻呼吸者真的比嘴呼吸者性欲更强、性生活更好？

除了改善性生活，一氧化氮还有抗炎抗菌的作用，保护身体不受微生物攻击，降低生病的风险并提高整体的健康状态。

一氧化氮对想提高体能表现的运动员来说，最重要的作用是扩张气管平滑肌层，气管变粗之后，运动时携运氧气的能力增强；相反，气管过窄，就会出现各种不舒适的症状，对运动状态有不良影响。

要增加鼻腔中生成的一氧化氮，很简单，轻哼出声就够了。在发表于《美国呼吸与急救护理医学杂志》（*American Journal of Respiratory and Critical Care Medicine*）的一篇文章中，韦茨伯格医生和伦德伯格医生描述，哼出声时产生的一氧化氮的量是静处时的 15 倍。也就是说，哼出声可以急剧增加静脉血管与鼻腔里的一氧化氮释放。

因此，在某些冥想技巧中，轻哼也就不足为奇了。瑜伽中有一种呼吸术，名为蜂鸣式呼吸法（Brahmari Pranayama），其使用缓慢而低沉的鼻呼吸，在每次呼气的时候发出类似蜜蜂的嗡嗡声，虽然这种冥想技巧的科学道理还无法完全得知，但其能让头脑镇静下来的效果是十分明显的。

疏通鼻塞训练

嘴呼吸会使鼻子里的血管变得红肿，随着黏液的分泌增多，就会出现鼻塞不适的感觉，同时产生更多黏液。鼻塞的话，呼吸就变得困难，这样就越发习惯地用嘴呼吸。而持续用嘴呼吸会导致鼻子更长时间充血，鼻塞就慢性化了，于是形成恶性循环。

鼻塞是鼻炎的主要症状之一，已经影响欧美国家的很多人。最常见的治疗方法包括避免过敏源（如花粉）、减充血剂、鼻用类固醇喷雾剂、抗组胺药或过敏针，但这些都是对症治疗，仅在治疗期间能控制症状。

多年前，利默瑞克大学耳鼻喉科教授约翰·芬顿（John Fenton）注意到我的课程，原因是他的一个患者参加了我的训练课程后，鼻炎的症状得到明显的改善。于是，在芬顿医生的主导下，研究人员更详细地调查了减少呼吸量后的效果，结果令人震惊：鼻塞、嗅觉迟钝、打鼾、鼻呼吸障碍、睡眠障碍、嘴呼吸这些症状改善了 70%。

下面是我当时教授给参与此项研究的患者的一个练习（见图8，如果你的 BOLT 值低于 10 秒，请不要做这个练习。如果你有高血压或其他心血管疾病、糖尿病，或正在怀孕，及其他严重的健康问题，请不要做这个练习）。就像所有的呼吸练习一样，疏通鼻塞训练也不能在饭后马上进行。

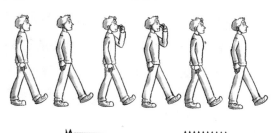

步数

图 8　疏通鼻塞训练

- 用鼻子轻轻地吸气，再用鼻子轻轻地呼气。
- 用手指捏住鼻子，屏息。
- 屏息状态能走多少步就走多少步，以产生中等到强烈程度的空气渴求，但不能超过承受范围。
- 重新开始呼吸时也要用鼻子呼吸，并尽快恢复到正常呼吸状态。
- 重新开始呼吸后，第一次呼吸可能会比平常幅度大，但第二次、第三次呼吸要加以控制，尽可能快速恢复到正常呼吸。
- 应该在2～3次呼吸后恢复到正常呼吸，如果呼吸比平时重且不平稳，说明屏息时间太长。
- 1～2分钟后，重复上述屏息练习。
- 为了增加屏息时间，请做好开头几步，再逐渐增加行走步数。
- 重复这个练习6次，要达到相当强烈的空气渴求状态。

做这个训练有助于消除鼻塞，即便是感冒状态，此练习对缓解鼻塞也有效。屏息训练的效果减弱之后，鼻塞症状可能还会出现，但只要反复训练，逐渐增加屏息状态下的行走步数，症状就会得到持续改善。

屏息状态下能走80步时，鼻塞症状就会完全消失。80步是完全可以达到的目标，每周增加10步是最理想的练习节奏。

每周我都教 5～10 岁的孩子进行这个训练。他们都是有严重呼吸问题的孩子，训练 2～3 周，大部分孩子都能屏息走路 60 步，也有很快就达到 80 步的。大家可以尝试做做这个训练，看看屏息能走多少步。

经常鼻塞的人做这个训练，应该能很快发现鼻呼吸要比嘴呼吸容易得多，也能和治疗鼻炎的依赖性药物说再见了。在屏息过程中，鼻腔内一氧化氮浓度增加，鼻气道扩张，空气通过顺利，鼻呼吸较之前更为容易。开始下一章的呼吸训练后，会发现控制呼吸的能力将进一步增强，可以舒畅地用鼻子进行呼吸了。

嘴巴贴上胶布，能确保高质量的睡眠

理想的睡眠时间因人而异。英国的前首相玛格丽特·撒切尔（Margaret Thatcher）说 4 个小时睡眠就足够，但大部分人需要 7～8 小时睡眠。睡觉质量不好、打呼噜、患有睡眠时呼吸暂停症候群的人，第二天早晨会昏昏沉沉起不来床，睡眠不足会严重影响专注力、情绪，有时连最基本的活动也无法正常进行。还有的人感觉整晚睡得很香，却因为用嘴呼吸和喘粗气，早晨醒来时口干舌燥，疲劳感并没有消除。

50 岁的安妮特很少有 8 小时沉睡的时候，她的情况是这样：躺在床上进入睡眠需要几个小时，接着是几小时的浅睡眠，凌晨 3 点钟醒来，然后再入睡需要 2 个小时，结果到早晨起床时间时，整个身体充斥着睡不着的焦虑和疲劳感。

我有很多年也和安妮特一样，睡一整晚也无法消除疲劳，早上醒来就困顿昏沉，在极低的专注力下度过一天。后来才知道，改善睡眠的方法非常简单：睡觉时一直紧闭着嘴。因为睡觉时不可能知道自己的呼吸是怎样的，所以为了防止睡觉时张嘴，可以在嘴唇上贴上薄薄的胶布来帮助嘴巴闭合。我给安妮特推荐了这个方法，如果不愿意嘴上贴胶布，也可以戴上止鼾带，它可以帮助固定睡眠时的下巴位置，防止其下沉，经常为睡眠窒息症人群所使用。

入睡前，用胶带把嘴固定好，可以保证睡眠期间呼吸顺畅，让人更快入睡，且睡得更久，醒来时感觉精力充沛。我发现了一种最合适的胶带——3M微孔带，它简单易用，低过敏，轻薄，可以在大多数药店买到。为了使胶带在早上更容易去除，将胶带贴在嘴上之前，反复在手背上剥贴多次以减少黏度。接下来，将胶带剪成10厘米的长度，为了便于拿下，两端折叠一下，擦干唇上水分，闭上嘴，然后轻轻地把胶带放在嘴唇上。

一开始，安妮特也对贴胶布有抵触心理，但是想到可以改善睡眠，白天收获精神饱满，她还是准备试试。最初由于不习惯嘴上贴胶布而过于紧张，呼吸量反而增加了。为了消除紧张，她决定睡前的20分钟贴着胶布适应一下。习惯之后，安妮特在平常睡觉时间上床，令她惊讶的是，她完全没有感觉到贴了胶布，胶布反而起了暗示睡觉的作用，结果，安妮特比以往任何时候都要睡得好。最初两天醒来时胶布掉了下来，但也有睡足了的感觉。第三天晚上10点，安妮特贴上胶布上床，一直睡到第二天上午 9 点 53 分，一次都没醒，就像婴儿一样睡了个整觉。安妮特兴奋地告诉我，这是她多年来第一次睡得这么沉，醒来后感觉头脑特别清醒，周身充满力气，自己异常惊讶。

　　多年来，我向成千上万的人推荐过这种方法，结果令人难以置信，每一位采纳者的睡眠情况都得到了很大的改善。早晨起来那种耳目清明、充满活力的感觉，是只有用正确呼吸方式睡觉的人才能享受的奢侈。睡觉时嘴巴贴上胶布是一种简单但非常有效的方法，虽然听起来有点奇怪，但一旦习惯就没有比这更好的体验了。

　　直到可以自主用鼻子呼吸之前，一直贴着胶布睡觉吧。学会用鼻子呼吸的时间因人而异，一般来说贴胶布坚持三个月就可以掌握。自己是不是用鼻子呼吸，早晨醒来感受下嘴里的状态就知道：口腔湿润就是用鼻子呼吸的证据；睡觉时用嘴呼吸，那么醒来时嘴里则发干。如果小孩子一只眼睛视力有问题，矫正方法通常就是暂时用眼罩遮住无问题的那只眼，目的是训练大脑加强弱眼视力，使其恢复正常。同样，睡觉时或白天在家时嘴巴贴上胶布，训练身体逐步习惯于鼻呼吸，并使其成为常态。嘴巴贴上胶布、保持 8 个小时鼻呼吸的深度睡眠可以重新训练呼吸中枢建立正常的呼吸量标准。

第 4 章

从轻呼吸到正确呼吸

几千年来，瑜伽、太极和气功大师对安静、温和、轻柔的呼吸都推崇备至。我最近有幸在伦敦见到了太极拳大师詹妮弗·李（Jennifer Lee）。李大师是太极拳七段，曾在 2009 年国际武术锦标赛中获得了 10 项金牌。我们交流工作时，李大师指出了我和她工作的共同点，也提出太极拳锦标赛的评委特别关注选手的呼吸，听见选手的呼吸声或呼吸动作过于明显都要被扣分。

李大师也不知道为什么这样的评判标准被一代又一代地传承了下来，她自己也进行了特殊的呼吸训练，练习方法和后面要讲的减少呼吸量的练习非常相似。李大师的呼吸法如教科书般完美：腹式呼吸、不费力气、肉眼几乎看不见呼吸动作。我看过很多人（数千人）的呼吸，可以断言她的呼吸在这么多人中也是最棒的。

著名的气功和太极大师克里斯·裴（Chris Pei）说"气"的核心理念即呼吸。"一般来说，呼吸有三个层次：第一个层次是身旁的人听不见你的呼吸；第二个层次是自己也听不见自己的呼吸；第三个层次是自己感觉不到自己的呼吸。"

正统印度瑜伽和传统中医也推崇同样的呼吸法。之所以强调印度瑜伽为正统瑜伽，是为了区别于欧美现流行的瑜伽。欧美的瑜伽教练教导学生为了排出体内毒素要使劲呼吸，而真正的瑜伽老师知道，在呼吸的时候，少即是多。中国传统道家哲学简明扼要地描述了理想的状态——呼吸如此平和，以至于鼻孔里的绒毛都一丝不动。健康和平静的内心，来自正确的呼吸法：静、稳、柔——用鼻子、腹部呼吸，有节奏，呼气后停顿一小会儿。对我们的祖先来说这是自然而然的呼吸，现代生活却让这一切变了样。

喜剧演员拉维尔格·克劳福德（Lavell Crawford）是公认的胖子，他曾经给观众讲过一个笑话。某天走在路上有个小男孩堵住他问："大叔，你真够胖的，到底有几个胃？"紧接着又问他："为什么还喘着粗气，是得了哮喘还是什么病吗？"孩子的行为虽说有失礼貌，但克劳福德显然也观察出了自己呼吸的问题。

"大"呼吸有利于身体健康的想法来自吸进大量空气就可以给血液送去更多氧气的错误认知，其实前面已经讲过，正常状态下动脉血氧饱和度是95%～99%，这就意味着即便吸进再多的空气，氧气量也不会增加。

正统的瑜伽老师们不会让体内增加任何多余的东西，相反，要帮助人们消除因加工食品、压力、说话过多、闷热的空气，以及对"大"呼吸好处的过度迷信而给呼吸带来的负面影响。真正的瑜伽修行者会通过训练来提高对二氧化碳的耐受性，有的瑜伽士甚至可以坚持一个小时里一分钟只呼吸一次。这个呼吸法不仅效率高，BOLT 值也非常高。这也正是呼吸优化训练的目标：带你回归凝集智慧的、经过时间检验的古老呼吸法则，回归本来的自然呼吸。

深呼吸是什么？解开谜团

有时，不同的人对同一个词会有不同的理解。以"深"这个词为例："深"可以定义为"从上到下的最长距离"，但这个定义有模糊不清的地方。游泳池深水区的底部明显比浅水区的底部要深，这个"深"是很容易区分的；但当"深"用在呼吸上，就可以有多种不同的解释。推崇"深"呼吸的减压师、瑜伽从业者、运动教练，让学生吸入大量的新鲜空气到肺部——张大嘴，胸部扩张，但这是"大"呼吸，浅而不深。如果想给身体输送更多的氧气，这是万不可采用的错误呼吸法。

如果深呼吸中的"深"对应"远离顶部"来定义的话，那么这里的"顶部"指的应是肺的上部或者胸腔的上部。因此，正确的深呼吸是"把空气从肺的上部送到肺的底部"，也可以说是使用呼吸肌肉——横膈膜的呼吸法，使胸部与腹部分离。健康的动物和婴儿在休息时，会自然地进行深沉、无声的呼吸。每一次吸进呼出，腹部静静地伸展收缩，这是一种天生的动作，安静、有节奏，没有任何后天干扰，更重要的是用鼻子呼吸。如果想知道正确的呼吸状态，可以观察婴儿及健康动物的呼吸，它们的呼吸并未受现代生活方式的影响。

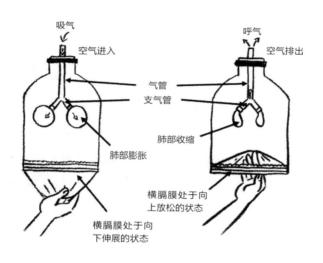

图 9　钟罩试验演示"我们如何呼吸"

通过钟罩试验图解（见图 9），能够清楚地看出腹部运动和横膈膜运动之间的关系。吸入空气时腹部鼓起，而呼出空气时腹部塌陷。吸入空气时肚子鼓起是因为横膈膜向下伸展挤压腹部（见图 10），呼出空气时横膈膜向上收回，挤压腹部的力量消失，肚子就会瘪进去（见图 11）。

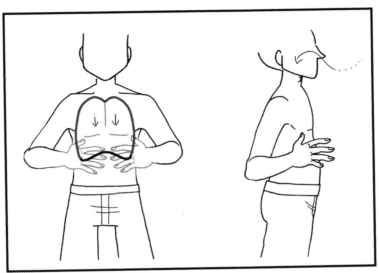

图 10　吸气：腹部轻轻地鼓起

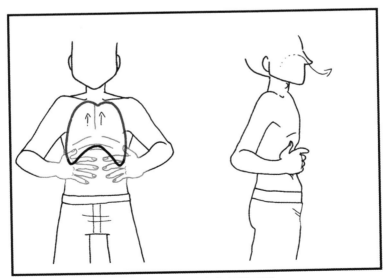

图 11　呼气：腹部轻轻地瘪进

想把吸入的空气送到肺部深处，没必要做大呼吸，平静的呼吸也可以让横膈膜动起来。进行腹式鼻呼吸的练习时，不应该看到或听到自己的呼吸；相反，嘴呼吸导致的换气过度，就能清晰地听见呼吸声，可以看到胸部随着呼吸起伏，如此，便不能把空气送到肺部深处。

认识横膈膜的功能

横膈膜是一张半球形的肌肉，它将胸腔（容纳心脏和肺）与腹部（容纳胃、肠、肝和肾）分隔开。横膈膜作为主要的呼吸肌，正确利用便能产生深入且有效的呼吸。错误的呼吸法则未能充分利用横膈膜，导致无效率的换气过度。要确定横膈膜的位置，可以把手放在胸腔底部，然后顺着肋骨从身体前方滑到两侧，直观看大概是衬衫第四粒扣子下的位置。

腹式呼吸之所以更有效率要得益于肺的形状。肺叶是上窄下宽，下半叶的血流量比上半叶多。只使用上半叶的快节奏的呼吸（长期换气过度中经常出现），而没有充分利用肺的下半叶，会使得输送到血液中的氧气量减少，也损失了大量的二氧化碳。不仅如此，使用上半叶呼吸会激活"战斗或逃跑"的应激模式，既增加压力又使呼吸变得更加急促。

当你身处压力状态时，请观察一下自己的呼吸，或者观察亲朋、同事在焦虑情绪下的呼吸情况——此时能看出呼吸动作大多发生在上胸部且要比正常频率快。当我们处在压力状态下，外加通过嘴来呼吸，一般会容易造成换气过度。应激性呼吸的特征一般为：节奏变快、能听见呼吸声音、呼吸幅度也在加大，还夹杂着叹息。很多人平常习惯了这样的呼吸方式，时常处在"战斗或逃跑"的应激模式中，身体分泌大量肾上腺激素，导致肾上腺激素水平飙高。面对这种状况，即便是最好的减压师、心理咨询师、精神分析师也束手无策，除非先帮助病人纠正错误的呼吸方式。当输送到脑部的氧气减少，任何试图通过谈话和讨论来解决问题的方式都是徒劳的，压力过大、感到焦虑的病人只有在他们的呼吸习惯被纠正过来后才能取得真正意义上的进步。

　　另一方面，压力少、相对放松的人，其呼吸方式一般是腹式呼吸：缓慢、柔和、平静、有规律且悄无声息。要达到这种呼吸状态，则需减少应激性换气过度带来的负面影响，激活副交感神经系统，让身心松弛下来，为此就有必要学习正确使用横膈膜的呼吸方式，避免叹息、喘粗气及嘴呼吸，日益习惯缓慢、平静、放松的鼻呼吸。这本来就是我们每天、每时、每刻都应进行的自然呼吸。学会正确的呼吸方法，在很短的时间内，就能感到内心更加平和，身体更有活力，晚上也能睡得更好。腹式呼吸不仅能全面改善健康状况，而且可以提高运动状态。

腹式呼吸可以帮助排毒

　　腹部呼吸的另一个好处是有助于淋巴排毒。淋巴系统是人体的排污系统，帮助排出废物和多余的液体。而淋巴系统不能像心脏那样"泵"出身体的废物，它必须依赖包括横膈膜在内的肌肉运动。腹式呼吸时，淋巴通过血液循环，中和并摧毁死亡细胞，减少液体潴留，增强身体的解毒功能。

熟练运用腹式呼吸好处颇多：血流得到改善，输送到肌肉的氧气会增加，消除换气过度来的焦虑，回归与生俱来的自然而高效的呼吸法；不仅能提高健康水平，也帮助在体育活动中充分发挥潜能。通过下面介绍的专项呼吸练习，不管是静处还是运动时，都可以做自然的腹式呼吸。呼吸优化训练的目的就是教会人们学会正确的呼吸法，提高 BOLT 值，而下面介绍的训练是书中其他训练的基础。

轻呼吸到正确呼吸训练

（有关此练习的详细内容请参考第 246 页）

在呼吸过程中，氧气被吸入肺部，多余的二氧化碳被呼出。大脑的呼吸中枢持续监测血液 pH 值、二氧化碳及氧气的浓度，当血液中的二氧化碳水平超过额定水平时，呼吸中枢就向呼吸肌发出"呼吸"信号，以排出多余气体。当我们连续几小时或几天呼吸过量，在这种慢性压力的情况下，呼吸中枢对二氧化碳的耐受度降低。如果对二氧化碳的耐受度低于正常水平，会导致呼吸中枢增加对呼吸肌发出呼吸信号的频率，其结果是形成长期换气过度，以及在体育锻炼时剧烈气喘。

下面这个练习的目的是将呼吸中枢对二氧化碳的耐受度恢复

到正常水平（见图12）。练习中感受到的屏息痛苦如能忍受，就说明练习是正确的。练习中用手轻压胸部和腹部的话效果会更好，同时尝试坚持4～5分钟轻度缺氧的状态。为便于观察自己的呼吸动作，建议大家坐在镜子前做这个练习。

- 伸展背部肌肉，坐直，让肩膀放松。想象一下，有一根绳子把后头顶轻轻拉起，与此同时，感觉肋骨之间的空隙逐渐扩大。
- 将一只手放在胸前，一只手放在肚脐上方。
- 吸气时感受腹部轻轻鼓起；呼气时感受腹部轻轻地瘪进去。
- 双手轻压胸部和腹部，制造呼吸阻力。
- 在手掌的按压下，努力使每一次呼吸的幅度变小。
- 每一次呼吸，尽可能少地吸气，使吸气变得更小或更短。
- 减慢呼吸节奏、减少呼吸量，直到出现能忍受的轻度缺氧状态。
- 呼气时放松，任由肺和横膈膜自然伸缩（如同气球慢慢泄气一样）。
- 随着吸入气体减少，呼气放松，就会更少看见呼吸的动作。可以在镜前仔细观察。

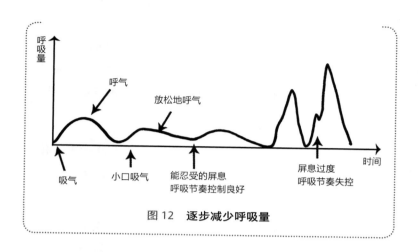

图 12　逐步减少呼吸量

通过这样的简单练习，可以减少 20%～30% 的呼吸动作幅度。如果腹部肌肉开始收缩、抽搐并感到紧张，或者呼吸节奏被打乱或失去控制，说明屏息程度过大。如果出现这种状态，停止练习 15 秒左右，等不适感觉消失后再开始。

最初缺氧的状态持续 20 秒就会很难受，但随着训练时间会越来越长。记住，重点是制造能忍受的缺氧状态，注意不要过分强迫自己。目标是让这种可忍受的缺氧状态持续 3～5 分钟。每次两组 5 分钟的练习足以帮助你重建呼吸中枢系统，并提高你的身体对二氧化碳的耐受度。

做这个呼吸训练时，血液中二氧化碳的增加会导致身体出现某些生理变化。

- 血管扩张，体温上升。
- 脸上出现红晕。

- 口腔唾液分泌增加（表明身体正在进入放松状态，同时激活副交感神经系统）。

所有这些变化都是正常的，不应该引起不适。如果你在进行呼吸优化训练中感到头晕或焦虑，那么最好先不要做这个练习，及时与呼吸优化指导教练联系，以帮助你进行正确的练习。欲获取呼吸优化法教练名单，请访问 www.OxygenAdvantage.com。

呼吸的时长和次数决定不了呼吸量

你可能已经注意到，当试图将呼吸量恢复到正常的时候，书中既没有给出每分钟呼吸次数的建议，也没有建议每一次呼吸的时间长度，我其实是在有意回避谈论这两个数据。因为用时间来测量呼吸量的大小根本就是错误的。现代社会倾向于把所有事情都量化，呼吸也不例外。但如果是改正错误的呼吸习惯，重要的并不是时间。因为改变每分钟的呼吸次数或长度，和改变呼吸方法丝毫没有关系。

例如，告诉人们吸气 2 秒再呼气 3 秒，并没有明确说明是轻呼吸还是大呼吸，而轻呼吸的吸气量远小于大呼吸的吸气量，呼吸优化训练强调的是呼吸量，以及将其降低到正常水平为目标，因此用秒来测量呼吸的长度是毫无意义的。图 13 显示了两种不同的呼吸，每一次呼吸时均为吸气 2 秒、呼气 3 秒，请注意每一次呼吸所吸入的空气量的差异，尽管它们的时间相同（见图 13）。

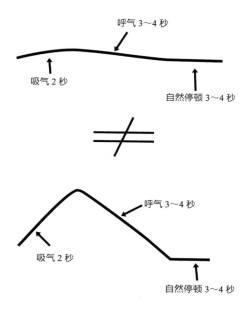

图 13 两种不同的呼吸

　　同样，通过改变每分钟的呼吸次数来纠正不良呼吸习惯也是不可能的。举个例子，一个人每分钟呼吸 20 次，每一次呼吸 500 毫升的空气，那么，每分钟吸入的空气总量就是 10 升。由于每分钟 10 升的呼吸量太多，就可能会被误导将每分钟呼吸次数从 20 次减少到 10 次来纠正自己的呼吸，可是，这种改变呼吸次数的方式只会使每一次的呼吸量增加一倍，以补偿呼吸次数的降低。呼吸量不改变，不良症状是不会得到改善的。

　　只有一种方法可以改变呼吸量和次数，那就是通过减少每次呼吸的空气量来适应氧气减少的状态。只有坚持这样，呼吸量才能恢复到正常水平，BOLT 值也会提高，每分钟的呼吸次数会自动减少。再重复一遍，通过改变呼吸次数来改变呼吸量是没有效果的，要将呼吸量恢复到正常水平，最好的方法就是减少每次的呼吸量。

在日常呼吸中学习并应用上述练习，能够为运动时更加有效的呼吸打下良好基础。就如同修建自己梦想的房子，最重要的是基础工程，薄弱的基础无法支撑宏伟的房子，即便建成，不久也会倒塌，同样的规则也适用于呼吸训练。接下来会介绍模拟高海拔训练，而轻呼吸到正确呼吸训练是模拟高海拔训练的基础，在继续前进之前，请花点时间熟悉腹式呼吸和减少呼吸量的技巧。

第 5 章

从远古部落说起——
还原人类原本的呼吸方式

1974 年，21 岁的汤姆·皮斯肯（Tom Piszkin）正就读于加利福尼亚大学伯克利分校，他是跑步运动员，同时在奥克兰蒙哥马利·沃德百货公司的体育用品商店做兼职。10 月 24 日，结束轮班后他来到奥克兰竞技场附近的一个公交车站，这一带治安不太好。突然，四个年轻男人围住了汤姆，要求他把身上东西全部交出来，其中三个人拿着手枪，分别顶着汤姆的头、胸和腿。汤姆震惊极了，正想从口袋里拿出钱包时，左胸正中间中了一枪，弹头击碎胸骨穿透了左肺。汤姆回忆说，当时因惊吓过度根本没感觉到疼痛。

手术取出弹头后一个月，汤姆出院并为恢复开始跑步。但因为伤势非常严重，故想回到原来的状态没那么容易，汤姆用了超过 10 年的时间才逐渐恢复了肺部功能。无论采用什么样的训练方法，都没有达到他想要的效果，汤姆最大的愿望就是体力和运动能力回到被枪击之前的状态，为此他决定摸索一种能控制心率的方法。凭直觉，他认为训练中减轻身体的负荷可以提高耐力和整体状态，他还推测限制自己的呼吸量便可以保持一种稳定可控的运动强度——这要比买一个心率检测仪经济实惠。

通过实践，汤姆很快意识到，如果在训练时依靠鼻呼吸无法保持步速，他就会感到过量和过累。一开始，他在体能训练中仅通过鼻子呼吸有点困难，但嘴巴贴上胶布就很容易保持鼻呼吸。于是汤姆决定不仅在训练期间用胶带封住嘴，连睡觉时也贴上，以确保在夜间也用鼻子呼吸。减少呼吸量的训练进行了一年后，汤姆去做了一个肺活量测试，结果显示，他的肺活量达到该体重和年龄组 130% 的水平。

从此以后，汤姆专心投身于体育以及产品研发工作。现在，汤姆是加利福尼亚大学圣地亚哥分校的三项全能教练，也是泰坦弗莱克斯（TitanFlex）自行车的开发者。同时，汤姆拥有美国铁人三项奥运会教练资格，在圣地亚哥铁人三项俱乐部执教了 13 年，现已被列入名人堂。

鼻呼吸的各种好处

常年用嘴呼吸的人改用鼻子呼吸，需要巨大的勇气和不言弃的毅力，有时还需要进两步退一步的策略。

如果在体育锻炼中用心观察队友或竞争对手，你一定会注意到，大多数人是用嘴来呼吸的。经常有人问我："如果鼻呼吸真的这么奏效，为什么那么多职业运动员还要用嘴呼吸呢？"一个简单的答案是，现代社会的呼吸习惯已经远离了人类原本的呼吸方式，嘴呼吸已经成为常态。

我们的祖先在运动时也是用鼻子呼吸的，就像现在的土著部落，包括因"跑步"而闻名的墨西哥北部塔拉乌马拉部落，完全承袭了传统的鼻呼吸方式。当研究 26 英里的跑步过程中完全用鼻子呼吸的该部落时，我惊讶地发现他们的平均心率是每分钟 130 次，相比之下，马拉松运动员的平均心率是每分钟 160～180 次。研究结果可以清楚地看出，即便是激烈的运动，鼻呼吸也可以保持平静、可持续的呼吸状态（有关此方面的详细描述，请参考第 11 章）。嘴呼吸是当今社会的新现象，无法帮助提高运动状态，甚至还会成为障碍。

毕业于哈佛大学的人类学家韦德·戴维斯（Wade Davis）毕生致力于研究土著文化，尤其是北美和南美的土著部落。到目前为止，他已经有和 15 种土著部落共同生活的经验，包括在亚马逊河域生活的狩猎部落——部落猎人感官敏锐至极，可以在 40 步外的地方闻到动物的尿液味道，并据此判断是雄性还是雌性。

戴维斯也是一名铁人三项运动员，在部落生活期间，戴维斯被允许参加部落的狩猎活动。狩猎从凌晨开始，慢跑和快跑交替进行，一旦发现动物踪迹，猎人们就提高跑速追赶动物。当动物发觉被追赶时也会提速快跑，猎人们则加速追赶。猎人们坚持不懈地奔跑，让猎物没有喘息的机会。猎人们在中途即使追丢了猎物也不放弃，重新嗅到踪迹后再继续追赶。这种追赶方式往往会持续几个小时，有时甚至持续几天。最后，执着的猎人获胜，猎物精疲力竭再也跑不动，近距离内就能被捕获到。

受过铁人三项训练的戴维斯也是费很大力气才能跟上狩猎的脚程，最令他惊叹的是，猎手们全程都是闭着嘴呼吸，正如古代的人类，现在土著部落依旧可以长时间闭嘴做剧烈运动，而现代人已经丧失了这种能力，是时候恢复这种能力了。

最初，习惯了嘴呼吸的人改为鼻呼吸会不适应，每当这时可以想鼻子是用来呼吸的。鼻呼吸不仅对身体健康有益，还能提升运动表现，这里列举几点：

- 将吸入的空气进行过滤，加温加湿。
- 降低心率。
- 输送一氧化氮到肺部，扩张气管和血管。
- 把氧气更有效地输送到身体各个部位。
- 给活动的肌肉送去更多的氧气，减少产生疲劳的物质——乳酸。

用鼻呼吸进行 30 分钟的训练，其运动强度还取决于一个人的 BOLT 值，而 BOLT 值也受自身鼻腔大小和气道宽度的影响。例如，鼻腔很大的运动员呼吸气道阻力要小些，可以承受更激烈的运动。下面是 BOLT 值与运动能力（嘴巴闭合）的关系。

- BOLT 值为 5 秒，走路会相当困难，爬楼梯更是挑战，每走 3～4 步就需要停下来休息。
- BOLT 值为 10 秒，能慢慢地走。
- BOLT 值为 20 秒，能快走或慢跑。
- BOLT 值为 30 秒，能中速跑，也能快速跑。
- BOLT 值为 40 秒，能飞快地跑。

BOLT 值提高，无论气道宽或窄都不会对呼吸有影响，呼吸会变轻，可以通过鼻呼吸做长距离的快速奔跑运动，体适能水平得到显著提升，运动时用鼻子呼吸也会更容易。坚持训练 6～8 周，BOLT 值可以提高 10～15 秒，健身效果会因此大幅提升。

比尔·汉格医生（Dr Bill Hang）是加利福尼亚的一名牙齿矫正医生，几十年行医过程中观察了数以千计患者的口腔和气道。汉格医生和其他医生的不同在于，他不仅注意患者的牙齿排列，还关注矫正治疗给患者的下巴、面部宽度、气道宽窄带来的影响。像这样关注气道宽窄的医生，到目前为止我只见过他一位。

有效使用吸入的氧气固然重要，负责空气出入的气道的宽窄也非常重要。如果儿童或青少年张嘴呼吸 5～10 年，他们的脸就会变窄，下巴发育不完善，气道变窄；而孩童发育期间保持鼻子呼吸，能确保面部、下巴和呼吸道的正常发育。在第 13 章中，我们将更深入地探讨呼吸在脸部发育和矫正治疗中所起到的作用。

　　我第一次见到汉格医生是在 2009 年。我们二人受邀在肌功能疗法研习会上做演讲，我们的演讲的目的几乎相同——都是探索呼吸和舌头静止位置如何影响睡眠、运动和健康。汉格医生是从气道宽窄和面部结构对运动表现的影响的角度切入，我是从鼻呼吸的角度讲的。汉格医生在讲气道宽窄对面部结构的影响时说，气道太窄的人运动能力会受限，可以想象一下运动员在跑马拉松时用吸管一样细的气道呼吸的情景。无论训练多辛苦、体形多完美、意志多坚强，那么细的气道也不能吸入足够的空气，无法输送给身体所需要的氧气。

　　那天，汉格医生告诉我，他坚持跑步 42 年，跑完了 19 个全程马拉松赛，期间都是"像狗一样张着嘴"跑步的。在我俩此次会议上见面之后，他开始做鼻呼吸训练，晚上嘴上贴着胶布睡觉。刚开始通过鼻呼吸做跑步训练时他一直流鼻涕，不到 100 米就得停下来擤鼻涕。这是嘴呼吸切换成鼻呼吸的人经常出现的症状，是因为气道变清洁、呼吸量增加导致的，不是什么大问题，经过数周训练鼻涕过多的症状就会消失，与器官或肌肉一样，鼻子也需要在运动中逐步增强适应能力。

　　半年后，汉格医生参加了帕萨迪纳马拉松（Pasadena Marathon），在自己所属的年龄组拿了亚军，不仅如此，他任何时候都紧闭双唇，除了爬几个长坡时偶尔张嘴呼吸下。想想他 60 岁的年纪，这真是个壮举。现在，汉格医生每个周日都通过鼻呼吸跑步 2 小时，以保持和提高健康状态。跑 20 分钟后，身体放松、体温也上来了，这时便能够保持缓慢而有节奏的呼吸状态，比起张着嘴、喘着粗气跑时真是天壤之别，不再浪费过多体力。

运动时要少花力气多做事

想要训练效果最大化，有必要锻炼以更少的呼吸做更多的运动的能力，为此必须减少吸入的空气量，并将其融入日常训练里来提高呼吸效率，提升运动状态，比赛时有效抑制气喘吁吁的情况，减少乳酸。更重要的是，不用拼命达到肉体的极限，也可以减少负伤或心肺功能问题等风险。总之，鼻呼吸不会使身体超出现有运动能力的极限。

运动时减少呼吸量，有三种方法：

1. 身体放松，减少吸入肺部的空气量；
2. 边用鼻子呼吸边提高运动强度；
3. 运动中练习屏息。

如果是刚开始切换为鼻呼吸，可能会感到无法进行最大强度的训练。这是因为鼻呼吸减少了呼吸量（空气从鼻腔通过时阻力增大），增加了身体负荷，最初的几周无法保持原来的运动强度，但是，坚持训练一段时间，随着 BOLT 值上升，很快就会超越原来的运动状态。

经常参加高强度训练的竞技运动员，为了提高整体的呼吸状况，有必要将鼻呼吸与嘴呼吸交替使用。高强度训练有助于防止肌肉退化，同时也要求运动员定期用嘴呼吸，这是不难理解的，与鼻呼吸结合能帮助达到最好的训练效果。例如，竞技运动员可能会把鼻呼吸用在70%的训练时间中，以增加训练负荷，从而提升BOLT值；将小部分时间用于全速训练以保持肌肉的张力，这段时间就需要用嘴呼吸。进行任何低于最大强度的训练时，都应该使用鼻呼吸。

在竞技过程中，没有必要刻意做大呼吸，也不需要减少呼吸，而是该给身体带来一种放松的感觉，必要情况做对应呼吸。因此，运动前的热身中尝试屏息练习，在运动结束平静后做呼吸恢复训练都有助于体能表现。当然，比赛并不是专注呼吸好坏的最佳时机，此时注意力应集中在赛事本身。而提升比赛时的呼吸表现就需要关注平时的呼吸动态，关键是提高BOLT值。

不需要参加竞技比赛也不做高强度练习的运动爱好者，则不必苛求时刻保持鼻呼吸。在体育锻炼中尝试减少呼吸量时，请注意不要过度练习。如果觉得自己需要张开嘴以满足空气需要，就慢慢减缓速度并舒缓呼吸。

揭秘热身活动

绝大部分体育教练都赞成运动前做热身运动。运动比起静处，组织和肌肉需要更多的血液，热身运动的目的就是增加血流，让身体适应更激烈的运动，减少受伤的风险，提高运动成绩。体温的提高需要花费一些时间，但是，只有等体温上来了身体才可以更有效地动起来。运动前做预热活动，可以获得如下好处。

- 体内二氧化碳增加，释放更多血液中的氧气到肌肉或组织。
- 提升最大摄氧能力。
- 提高耐力、减少受伤风险。
- 血管和气管扩张，血流顺畅，呼吸通畅。

可在实践中，进行充分预热活动的运动员并不多见，大多数人只简单进行个 2～3 分钟的慢跑，然后就投入高强度的运动中了，这种预热方式是欲速则不达。

艾斯林是爱尔兰优秀业余足球选手之一。她的身体条件非常棒，问题是比赛开始后的 10～20 分钟会出现上气不接下气的状况，而比赛快结束时却有使不完的力气，还能快速奔跑。这是体育运动员中经常出现的状况，原因是热身活动不够。预防比赛前期气喘最好的方法，一是提高 BOLT 值，二是延长通过鼻呼吸进行的热身活动时间。

像艾斯林那样一开始比赛就气喘吁吁的运动员，热身活动最少要做 10 分钟。尤其是天气较冷时，要使身体达到最佳活动状态则需要做 30 分钟的热身活动。比赛中想要使出全部能量，就必须从开始就全速运转，而不是等到下半场才进入状态，那样就会来不及。无论是急躁、缺乏耐心还是自认为没有必要而导致热身活动不足，都相当于自己抑制了自身发挥最高的水平。

呼吸优化热身法

热身活动要达到最好的效果，要结合放松和屏息技巧。具体如下。

- 开始时用舒服的节奏走路。

- 热身过程中保持平静、匀速的鼻呼吸，使用横膈膜让呼吸轻而柔。

- 能够感受到吸气时肚子鼓起、呼气时肚子瘪进。

- 边走边放松全身，暗示自己放松胸口和腹部（你会发现在轻轻自我暗示下身体真的会从紧张变得放松），直到能感觉到身体变得柔软起来，而身体放松则进一步帮助保持稳定、冷静和规律的呼吸节奏。

- 快走 1 分钟，用鼻子正常呼气，呼气结束时用手指捏住鼻子屏息（如果是在公共场所进行练习，最好还是不要用手捏鼻子）。

- 屏息走 10～30 步，或者走到重度缺氧的程度，放下手恢复正常的鼻呼吸。

- 热身活动持续做 10 分钟，每隔 1 分钟做一次屏息训练。

热身活动时做屏息训练是为了增加比赛前身体的二氧化碳浓度。运动强度较大时，呼吸量会随之增加，鉴于呼出的二氧化碳比吸入的多，如果这时二氧化碳浓度没有同步增加，就处于净流失状态。血液中的二氧化碳减少，输送到肌肉和细胞的氧气会减少，血管和气道随之收缩，比赛开始后的 10 多分钟出现气喘和呼吸困难症状就不难理解了。

避免运动诱发性哮喘，应遵循下面 3 项规则。

1. 提高 BOLT 值。

2. 用鼻子呼吸。

3. 做热身活动。

慢跑或跑步时如何进行鼻呼吸

结束了 10 分钟的放松和热身活动后，就可以开始慢跑或常规跑步了。最初要按舒服的节奏跑（见图 14），用鼻子呼吸，使呼吸规律且处于可完全控制的程度。这个时候闭上嘴跑步觉得难受，说明跑步节奏快了，需要降低节奏或重新走一走，直到呼吸恢复正常。始终保持鼻子呼吸，BOLT 值不到 20 秒的人要特别注意这一点。

判断运动强度是否过大，要看屏息 5 秒后的呼吸情况，如果再呼吸时还能平稳呼吸，就说明运动强度没问题；而如果无法控制呼吸，则说明运动强度过大。

无论偏爱什么样的运动，都要注意呼吸并觉知身体内部的变化（见图 14）。不断默念"放松"这个词以帮助腹部松弛，全然地把注意力从大脑转移到身体内部，将身体、思想和运动融为一体，让头顶到脚趾头的每一个细胞都活跃起来，从而使注意力还原到训练、运动及比赛中。当投入一项活动时，不必考虑任何动作，唯一需要做的就是把"我"及"我的身体"变成当下活动。奔跑时，感受双脚每一次落在地面上帮助向前推进的轻柔触感，就像没有碰到地面似的，或者想象一下自己在细树枝上奔跑，步履如此轻盈，以至于树枝完好无损。切忌在路面重重地"敲打"，这会导致臀部疼痛、关节劳损和其他可能性的伤害。中国古代哲学家老子曾说"善行无辙迹"，运动时记住：轻落步，身轻盈，稳呼吸。

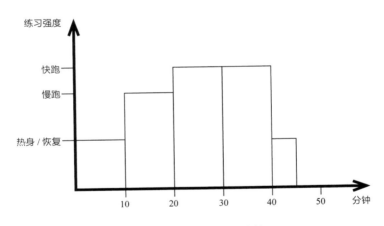

图 14　跑步过程中的节奏掌控

在 10～15 分钟的跑步或其他锻炼后，可能会在运动中体验到内啡肽的快感。通过稳定而有节律的鼻呼吸，让身体找到属于自己的最佳运动模式，没有任何必要让一台心率监测器来提供关于自身运动强度情况的信息。相反，鼻子、呼吸节奏、身体完全可以感知运动强度是否合适。在保持稳定而有节奏的鼻呼吸状态下，不断提高跑动速度；如果呼吸节奏开始变得混乱，或者需要张嘴呼吸，说明运动强度太大了。这时，放慢节奏走2～3分钟，直到呼吸恢复正常，冷静下来能正常呼吸后，再开始训练。

　　继续运动，体内的二氧化碳会增加，体温也会上来，运送到肌肉的氧气也会增加，气道和血管开始扩张。随着体温上升、身体出汗，呼吸虽然比静处时要快些，但这是平稳、有节奏的，此时头脑很清晰。就这样持续闭嘴地进行运动，呼吸很快会恢复到正常状态。

呼吸恢复训练

　　运动结束后，也要进行舒缓放松。走动3～5分钟，做下面的屏息训练（见图15）。

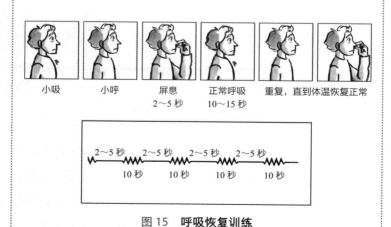

小吸　　　小呼　　　屏息　　　正常呼吸　　　重复，直到体温恢复正常
　　　　　　　　　2～5秒　　10～15秒

2～5秒　2～5秒　2～5秒　2～5秒
10秒　　10秒　　10秒　　10秒

图15　呼吸恢复训练

- 用鼻子正常吐气。
- 捏住鼻子屏息 2~5 秒。
- 持续 10 秒的鼻呼吸。
- 重复以上三个步骤，直到身体放松下来。
- 开始常规呼吸。

了解最适合自己的运动强度

除了用屏息判断训练极限外，还可以通过 BOLT 值来了解自身运动时的呼吸是否有效。具体步骤如下。

- 运动前测试 BOLT 值。
- 进行运动。
- 结束运动的 1 小时后测试 BOLT 值。
- 运动后 BOLT 值提高，证明运动中做了正确的呼吸。
- 运动后 BOLT 值降低，说明运动时的呼吸方式不正确（这时要降低运动强度，维持可控制的正确呼吸方式）。

1999 年，丹尼·德雷尔（Danny Dreyer）和他的妻子凯瑟琳（Katherine）把"跑""走"和"太极"的精妙进行融合，开创了气功太极跑步法（Chirunning），简称"太极跑"。自 1995 年以来，丹尼已经成功地参与了 40 场超级马拉松比赛，在 39 场比赛中，丹尼都在同年龄组中名列前三。作为鼻呼吸的坚定倡导者，丹尼建议使用鼻呼吸作为一种自我调节机制："因为如果你不够放松，或者动作效率低下，你就根本不可能跑得很快。"和大部分经验丰富的跑步者一样，丹尼第一次改为鼻呼吸时只能坚持一分钟左右，后来随着呼吸越来越轻松、效率越来越高，丹尼就能保持鼻呼吸进行长距离的跑步了。据丹尼说，用鼻子呼吸的另一个原因是，它可以让空气更充分地进入肺的深处，从而进行更加有效的气体交换。

　　请读者自己体验一下吧，只要学会鼻呼吸，很快就能体验到它的显著效果。

第二部分

健身的秘密

第 6 章

自然（合法）提高竞技优势的方法

　　来自美国奥运训练中心的数据显示，奥运选手之间的竞技能力差异不到 0.5%。要想以如此微弱的优势取胜，对于运动员和教练来说，寻找新的方法来获得竞争优势就成为至关重要的事情。任何有助于提高体内氧气水平的方法都能极大地帮助运动员改善竞技状态，由于氧气是运动状态下肌肉的燃料，又是一种天然的、无处不在又用之不竭的自然资源，用它合理提高竞技状态是一种理想方法。

　　有一种方法是有意在短时间内减少氧气的摄入量，即去高海拔地区或通过屏息让身体处于氧气少的环境，因为为了适应少氧环境，身体氧化（血液里氧气含量增加）水平会比平常要高。即便不是竞技运动员，身处在氧气少的环境，这个方法也能让锻炼与健身收获非常大的成效，谁不想用更少的努力去做有更多受益的事情呢？

　　没人不期待这样的结果吧？然而，总是有运动员为了提高竞技状态而采用违法的血液兴奋剂，比如血液回输，或者服用一种被禁止的物质，如促红细胞生成素（erythropoietin，后文均简称为 EPO）、睾酮或人体生长激素。

运动员中服用兴奋剂的滥象

　　违规输血法（血液回输）是有些运动员为了获得比他们的竞争对手更大优势而采用的极端又非法的措施。方法是：在比赛前几周，抽出自己的血冷冻或冷藏，身体感觉到血液水平低于正常水平时，将产生额外的红细胞来弥补。接近大赛前（通常 1～7 天前），把储存的血液重新注入身体里，这部分增加的血液会使红细胞数量超过正常水平，从而增加了最大摄氧量并极大程度地提升体能表现。

　　20 世纪 90 年代初，EPO 已经被列入运动员提高耐力的违禁药物。EPO 是肾脏自然生成的激素，能刺激骨髓释放更多红细胞进入循环系统，由于红细胞能将氧气从肺部输送到肌肉中，血液循环系统里较高的氧气浓度可以极大地提高运动员的运动能力。人工合成的 EPO 和肾脏生成的 EPO 几乎没有区别，通常用于治疗慢性肾病引起的贫血。不久，体育界就有人注意到了它的好处，通过服用人工 EPO 提高身体摄氧能力，最终提升竞技状态。

　　运动员使用血液兴奋剂的最臭名昭著的比赛是环法自行车

大赛。环法自行车大赛是自行车循环赛中最权威的比赛，参赛的运动员人数也被限制在 200 人左右，是任何一个初露头角的业余爱好者或职业自行车手的梦想大赛。另一方面，大赛也因其残酷的难度而广为人知，赛程需要进行 23 天，运动员要骑行 2 200 英里的崎岖赛道，其中包括长达 20 英里之远的山道。自1903 年第一届比赛以来，经常有参赛者受到使用非法手段完成比赛或提高成绩的指控，起初有的运动员使用喝酒参赛的方法，据说这个方法不是为了提高运动状态，而是为了麻痹痛苦的感受以完成比赛。然而，在最近几十年里，参赛者正在冒着更大的风险以获得竞争优势。

英国著名自行车运动员汤姆·辛普森（Tom Simpson）在1967 年的环法自行车比赛中身亡。人们在他去世的地方设立了赞颂这个伟大运动员的墓碑，碑文为"奥运会奖牌获得者、世界冠军、英国体育大使"。辛普森去世时年仅 29 岁，当时被公认为英国有史以来最出色的自行车运动员之一。骑车攀登阿尔卑斯山时，辛普森开始腹泻，胃痛发作。在灼热的高温下，靠近冯杜山山峰时他倒下了，但是到达目的地的决心是如此的坚定，他请求观众"把我扶上自行车"，骑了 500 多米后又倒下了。一名护士竭尽全力想让他苏醒，但在直升机把他送到医院时还是不幸逝世。尸体解剖结果显示，辛普森的体内含有安非他命，之后在他住的饭店房间和衣服兜里发现了更多毒品的证据。从这以后，兴奋剂的使用就更加隐秘了。

泰勒·汉密尔顿（Tyler Hamilton）曾是环法赛前冠军兰

斯·阿姆斯特朗（Lance Armstrong）的队友，后者因被判定服用违禁药物 EPO 而遭剥夺冠军头衔，泰勒坦露过自己把冰箱里冷藏的血液输回体内时那种鸡皮疙瘩惊起的感觉。在他的书《秘密赛道》（The Secret Race）中，他宣称阿姆斯特朗也曾使用血液回输的方法来提高个人表现，又说 1998 年环法赛中选手身后都跟着一个骑着摩托车、带着数瓶新鲜 EPO 合成剂的陪同。"兰斯的思维方式就是，血液兴奋剂就是无法改变的事实，它的存在对于人来说与氧气和重力无异。"汉密尔顿写道。

　　2010 年 10 月 10 日，美国反兴奋剂机构（USADA）发表了一份声明，致使兰斯·阿姆斯特朗跌下神坛，声明称："美国邮政局赞助的自行车队（兰斯·阿姆斯特朗团队）是有史以来最复杂、最专业、最成功地使用兴奋剂的团队，其违规证据确凿无疑。"同时也对阿姆斯特朗的 11 名前队友的勇气表示了赞赏，称赞他们尽管参与了兴奋剂阴谋，但协助该机构进行了调查以"帮助年轻的运动员们不失去应有的职业本分"。

　　2013 年 1 月，在与奥普拉·温弗瑞（Oprah Winfrey）一场无所不谈的采访中，阿姆斯特朗承认使用包括 EPO、睾酮、人体生长激素及可的松等在内的违禁药物，也坦承使用血液兴奋剂和血液回输来提高自行车赛事表现。当温弗瑞问及是否在环法 7 项夺冠赛事中使用违禁物品或兴奋剂时，他的回答令人震惊——"是"。

　　为角逐环法赛，运动员通常在青少年时期便开始准备，其中包括牺牲社交生活和空闲时间来拼命训练力量和耐力。读者可设身处地想象一下，假若你是一名自行车运动员，投入多年精力，只要醒着便每时每秒投入刻苦训练之中，几年后终于如愿踏上环法赛的赛道。这时在你的第一个赛季就面临着两种选择：要么和队友一起采用血液回输的方法进行某种意义上的公平竞争，要么放弃血液回输落魄回家，从此远离比赛梦。

通过合法手段提高运动状态

幸运的是，体育运动文化正在慢慢发生改变，大多数运动员不再使用违法的血液兴奋剂，相反，他们选择了天然且有益于身体健康的活动，如高海拔训练或其他旨在提高最大摄氧能力的技术训练。

高海拔训练也好，呼吸优化训练也好，主要目的都是增加红细胞的数量。实施本书所讲的屏息训练，能促进肾脏生成EPO，帮助脾脏释放更多红细胞，如此，血液携运氧气的能力得到提高，不用面临任何非法药物带来的身体风险和道德问题，而获取竞争优势。

体育运动时，红细胞增加有如下好处。

- 提高血液搬运氧气的能力。
- 提高最大摄氧能力。
- 提高耐力潜力。

前文提到过，最大摄氧能力，即 VO2 max，指的是消耗体力的运动中，身体在 1 分钟内运输和利用氧气的最大能力。V 指的是体积（volume），O_2 是氧气（oxygen），max 是最大（maximum）的意思。最大摄氧能力是用每千克体重中 1 分钟练习的摄取值来衡量的。最大摄氧能力是衡量运动员体能的重要指标，也是测试心肺耐力和有氧健身的最佳指标，像自行车、划船、游泳、跑步等需要高耐力的体育运动，世界级运动员的最大摄氧能力值都很高。

大多数耐力训练的目的是提高最大摄氧能力，而这可以通过提高血液的携氧能力来实现。下面将探讨几种不同的训练方案，以及它们对最大摄氧能力和血液携氧能力的影响。为了了解这些技术的原理，有必要先了解血液构成的基本知识，以及经常提到的一些常见术语。

血液由三种物质构成：携运氧气的红细胞、白细胞和血浆。血红蛋白是一种蛋白质，存在于红细胞中，功能之一就是将氧气从肺部搬运到细胞、肌肉和器官中，释放氧气燃烧来产生能量。一旦氧气被释放，生成的二氧化碳就会被血红蛋白收集并回运到肺中，多余的二氧化碳则被排出体外。

血红蛋白水平会因人而异，但大体上如下。

- 男性的血红蛋白：13.8～17.2gm/dL。
- 女性的血红蛋白：12.1～15.1gm/dL。

（gm/dl=1 分升中的克重）

同样重要的还有这样两个术语："红细胞压积"和"血红蛋

白的氧饱和度"。前者指血液中红细胞所占的比例。正常情况下，红细胞压积与血液中血红蛋白的浓度密切相关。男性的红细胞压积通常为40.7%～50.3%，女性为36.1%～44.3%。血红蛋白的氧饱和度是指血红蛋白搬运氧气的能力，这个携氧能力由血红蛋白中有多少氧气来决定，正常的动脉氧饱和度一般是95%～99%。

接下来将分别介绍高海拔训练、高强度训练及通过屏息进行模拟高海拔训练等辅助训练，并比较这些训练技术如何能自然地提高携氧能力和运动状态。

高海拔训练的好处

传统的高海拔训练要求运动员在高海拔地区生活并训练，迫使身体适应氧气稀薄的环境，目的是提高血液携运氧气的能力。现在仍然有运动员在采用这种训练方法，特别是生活在高海拔地区的运动员，如肯尼亚、埃塞俄比亚等国家的跑步运动员。然而，高海拔训练有一个明显的缺陷：稀氧环境本身会增加抗阻力，妨碍运动员进行最大强度的训练，由于运动强度降低了，肌肉功能也会失调。

为了充分利用高海拔的优势又把其缺点减到最低，得克萨斯大学达拉斯分校的本杰明·莱文博士（Dr Benjamin Levine）和詹姆斯·斯特雷·冈德森博士（Dr James Stray Gundersen）在20世纪90年代开发了"高地生活—平地训练"的训练模式。这一模式要求运动员在海拔2 500米的地方生活，但要在海拔低于

1 500 米的地方进行训练，可以使运动员精准地通过高海拔地区生活提高携氧能力，而通过平地训练保持肌肉的运动量。

两位博士选拔了 39 名男女长跑运动员进行研究，挑选的运动员体能水平大体相同。

所有运动员被分成三组。

1. 低地生活（海拔 150 米），低地训练（海拔 150 米）。

2. 高地生活（海拔 2 500 米），低地训练（海拔 1 250 米）。

3. 高地生活（海拔 2 500 米），高地训练（海拔 2 500 米）。

第二组"高地生活—低地训练"的训练结果显示，运动员的红细胞数量增加了 9%，最大摄氧能力上升了 5%。最大摄氧能力的提高与红细胞数量的增加成正比，5 000 米长跑成绩提高了 13.4 秒。

全体运动员回到平地后，最大摄氧能力和 5 000 米跑步成绩都显著提升的只有"高地生活—低地训练"这一组，原因是身体适应了高海拔环境，又在低地保持了训练的强度。

以美国国家队长跑运动员为对象的研究也得出了同样的结论。在海拔 2 500 米的地方进行 27 天训练后，选手们的 3 000 米成绩提高了 1.1%，也许你会认为 1.1% 并不是什么了不起的进步，可以忽略不计，但要知道超级运动员的较量中，成败得失是以毫秒为单位计算的；同时，不仅跑步时间缩短了，最大摄氧能力也提高了 3%。

美国国家长道速滑队采用"高地生活—低地训练"模式，

为 2002 年盐湖城冬季奥运会做准备。那一年，他们取得了前所未有的成功，6 名运动员获得了 8 枚奖牌（其中三枚是金牌），两项世界纪录被打破。为 2006 年都灵冬奥会备赛时，美国长道速滑选手继续采用"高地生活—低地训练"的模式，赢回了三枚金牌、三枚银牌和一枚铜牌。

高强度训练的好处

另一种受到运动员和教练较高关注的训练方法是高强度训练。高强度训练的基本原则是，运动强度要在最短时间内提到最高，是让身体忍耐极限的训练，强度非常残酷，心脏衰弱人士无缘于此项训练。

人们对不同运动强度的训练效果进行了大量研究，结果表明，比起中等强度的训练，高强度训练——不管是有氧运动还是无氧运动，都会收获明显的效果。有氧运动可以提高耐力，运动时给身体输送足够的氧气，可以长时间坚持训练；无氧运动是以锻炼肌肉力量或速度为目的，争取短时间内提高运动状态。

日本科学家田畑泉（Izumi Tabata）领导的研究团队在日本国家体能运动中心进行了中等到高等强度两种训练的比较研究。高强度组进行了名为"Tabata"的训练——一次 20 秒，使出全力以最高强度进行训练。研究结果表明，进行中等强度的有氧训练提高了耐力，但高强度的间歇训练使耐力和肌肉力量都得以提高。

英国埃克赛特大学的斯蒂芬·贝利（Stephen Bailey）和他

的同事们将高强度的短跑训练与低强度的耐力训练进行了比较，并测量了最大摄氧能力和肌肉携氧情况。试验结果表明，高强度训练组参与人员最大摄氧能力提升速度加快，耐受力也提高了。这意味着运动员在休息模式和运动模式之间切换时，氧气的快速吸收使他们能够更容易地进行更高强度的训练，这种肌肉携氧的加快也有助于缩短运动后的恢复时间，减少乳酸的产生。

高强度训练对运动员有如下好处。

- 改善有氧与无氧两种能量供应系统，能够提高耐力、劲力、速度和力量。
- 提升最大摄氧效率，血液可以携运更多的氧气到肌肉中。
- 提高对高强度训练的耐受力。
- 缩短非最大强度训练的恢复时间。
- 抑制运动时乳酸的堆积。
- 提高运动时肌肉的氧化能力，可以长时间坚持高强度训练。

接下来的内容将探讨如何利用高海拔训练和高强度训练的优点来提高运动成绩。

模拟高海拔训练及高强度训练的原理

真正的高海拔训练对本来就生活在肯尼亚那样高海拔地区的运动员来说是轻而易举的，但是，像生活在爱尔兰这样最高海拔也只有 1 000 多米的低海拔国家的人，就无法轻易达到这样的训练效果。同样，因种种原因不能做运动的人、体力程度有限的人、有呼吸问题且易感到疲劳的人，都不适合高强度训练。但是，也有一种抛开常居地区海拔高低及健康状况等因素，谁都能进行的类似高海拔高强度训练的方法，那就是能融入任何训练、辅以帮助的屏息训练。

屏息训练既能让我们享受高海拔训练的好处，又能享受高强度训练的好处。

- 从脾脏释放出红细胞，提高有氧运动状态。
- 身体自然生成 EPO。
- 提高对二氧化碳的耐受度。
- 减缓精神压力及肌肉疲劳。
- 提升心理准备。
- 缩短恢复时间。
- 减少乳酸分泌。
- 提高游泳的技术（后面会详细讨论）。
- 静处时或因受伤而不能训练时可以保持体力。
- 不必去高海拔地区便可以获得以上效果。

千百年来，屏息作为一种必要手段，在我们祖先于深水下潜捕捞食物时被广泛运用，而且生物进化方面的理论家也认为这是人类独有的进化结果之一。直到今天，日本的海女（下海深潜采集珍珠）也沿用屏息法，这一方法的历史已超过 2 000 年。

　　身体条件最优秀的自然界潜水员应该是威德尔氏海豹，它可以在水下屏息达到两个小时。虽然人类没有相同的适应性生理反应，但我们依旧能够表现出特定的对应机制，来弥补供氧方面的不足。总体说来，大多数人在充分呼吸后最长屏息时长可以达到 50 秒，而优秀的潜水运动员在静态屏息的状态下可以坚持 8 分 23 秒至 11 分 35 秒。

　　相关系列研究已经就屏息的关键作用展开，研究人员对潜水动物、专业潜水员和非专业潜水员进行屏息潜水影响的调查，探索其在调整身体氧气携运方面的关键性作用。

　　脾脏是身体的血库，对血液来说有着银行一样的作用，当身体出现"氧气不足"的信号时，脾脏会释放储存的红细胞。因此，它在调节血液中的红细胞压积及血红蛋白浓度方面起着非常重要的作用——促进身体排出多余的红细胞，因而在锻炼中帮助携运氧气到活动肌肉，许多包含脾脏切除志愿者在内的屏息研究很好地证明了这一点。在几次简短的屏息练习之后，那些脾脏功能完好的人的红细胞压积和血红蛋白浓度分别增加了 6.4% 和 3.3%，而没有脾脏的人其血液成分毫无变化。这意味着仅约 5 次的屏息训练，在脾脏的帮助下，血液的携氧能力就得到了显著的改善。

　　脾脏也会影响屏息的持续时间。在一项屏息研究中，参与者在第三次屏息训练中获得最长屏息时间：训练有素的潜水者的屏息时间是 143 秒，没有受过训练的潜水者是 127 秒，被切除脾脏的志愿者是 74 秒。不仅如此，接受过屏息训练的潜水者与未受过屏息训练的志愿者相比，屏息过程中脾脏体积小了20%，这表明脾脏通过迅速收缩以应对体内氧气的减少。

目前的研究也发现，不用潜水屏息也可以得到和潜水屏息同样的训练效果。比较潜水屏息和非潜水屏息，结果是红细胞压积和血红蛋白浓度没有多大变化，脾脏收缩不是因为把脸潜到水下，而只是因为屏息。换句话说，不是潜水导致脾脏释放红细胞，而是屏息导致血液中的氧压降低，因此，即便不是潜水员和游泳运动员也可以享受屏息的好处。呼吸优化训练的屏息训练，虽然是在陆地上进行，但也可以获得与潜水同样的效果，与之相关，即便是在低海拔地区进行屏息训练，也能获得在高海拔地区同样的训练效果。屏息导致血液中的氧气减少，脾脏受到刺激后收缩，释放更多红细胞，结果血红蛋白浓度上升，提高了血液搬运氧气的能力，有氧运动能力得到提升。

屏息训练最大的魅力在于谁都可以进行，它既不是过分激烈的运动，对身体也没有负担，做3～5次极限屏息训练能让血红蛋白数量提高2%～4%。这听着似乎改变并不大，但对微小之差决定胜负的超级运动员而言，任何可能的优势都是至关重要的。

为何呼吸优化训练的效果会更加突出

或许有人会问，为什么呼吸优化训练都是呼气后屏息？那是因为，呼气后屏息，血液的氧气饱和度下降，可以再现高海拔训练效果。下面将详细讲解这一点。

　　截至今天，我已经测试了几千人屏息后的血氧饱和度，结果显示呼气后屏息的血氧饱和度变化最大。大部分人做4~5天的屏息训练，屏息后血液中的血氧饱和度降到94%以下，相当于生活在海拔2 500~4 000米的水平。

　　屏息之前缓慢地呼气，肺中的空气量减少，二氧化碳很快多起来，引发更强烈的生理反应。呼气后屏息，虽然屏息时间变短，但比起吸气后屏息，增加的二氧化碳可以使血红蛋白浓度提高10%左右。

　　血液中二氧化碳浓度增加，会刺激脾脏更快收缩，释放出更多的红细胞，促进血液的氧化反应。血液中增加的二氧化碳也会导致氧合血红蛋白分解曲线向右偏移，正如波尔效应所描述的那样，二氧化碳的增加会降低血液的pH值，并使氧气从血红蛋白转移到组织中，进一步降低血氧饱和度。呼气后屏息能最大限度地利用一氧化氮帮助将气体送至肺部，而非排出。因为一氧化氮在鼻腔里聚集，当呼吸恢复时，一氧化氮自然就被吸回肺部。

屏息促进体内自然生成EPO

　　正如我们已经了解的，促红细胞生成素通常被称为EPO，是肾脏分泌的一种激素，以应对血液中氧含量的降低。EPO的功能之一是刺激骨髓中红细胞的成熟，增加对肌肉的氧气供应。屏息是一种有效的刺激EPO生成的方法，它可以让血氧水平提升得更高，并提高运动成绩。当身体通过屏息训练来降低氧气水平时，EPO 的浓度会增加多达 24%。

　　如果想知道 EPO 和屏息之间的关系，最好的方法是观察睡眠呼吸暂停症的患者。睡眠呼吸暂停症是一种睡眠状态下呼气后呼吸暂停的无意识现象，严重程度不一，患者可能会停止呼吸 10～80 秒，1 小时内出现 70 次左右。出现症状时，血氧饱和度从正常的 98% 下降到 50%，血氧饱和度下降能让 EPO 增加 20%。

　　当然，睡眠呼吸暂停的情况和提高体能的屏息训练有很大的不同，但应该格外注意的是，屏息（自愿的和非自愿的）的确能促进 EPO 的自然生成。增加的 EPO 水平可以使血液向肌肉输送更多的氧气，这是天然的血液兴奋剂，其效果与本章开头讨论过的非法人工合成的血液兴奋剂相同。但与非法的血液兴奋剂不同的是，屏息作为一种提高成绩的训练方法，好处是频次和时间完全能够自主控制，更为重要的是，运动员可以远离血液回输，屏息训练增加的 EPO 是免费的、高效的、合法的。

模拟高海拔训练的重要性

　　在体育活动或屏息训练过程中，缺氧情况时有发生。缺氧程度也可以理解为对吸气的渴求程度，会有从轻度到中度，再到重度的变化，主要依赖于锻炼强度或环境的变化。例如，进行本书中列举的练习时，坐姿练习的缺氧程度可能较轻或可以忍受，而强度较大的练习则需要消耗大量氧气——后者可能在体育练习中会有更多好处，因为其可以控制身体适应极端缺氧情况，也被运动员视为拼搏意志力和决心的新型挑战。

　　BOLT 值高于 20 秒的运动员在体育锻炼中对于空气产生强烈渴求没什么问题，若 BOLT 值低于 20 秒的话，在锻炼中则必须注意不可屏息过久，否则会造成呼吸紊乱。在屏息练习后，呼吸应该总是平静的。BOLT 值越低，呼吸越容易失去控制。

　　请注意，在经历极度缺氧时，随着血氧饱和度下降，可能产生头疼的状况，但大约休息 10 分钟后这种情况就会消失。因此，请避免过度练习，以免招致不必要的身体问题。

屏息帮助增强呼吸肌力量

　　呼吸中枢位于脑干，不断监测血氧情况、二氧化碳浓度及血液 pH 值，通过这些则可以控制吸入体内的空气量。当身体需要新鲜空气时，大脑会给呼吸肌发送信号，告诉其进行呼吸活动。横膈膜是主要的呼吸器官，一般向下活动，在胸腔内产生负压，完成吸气过程。在吸气信号过去后，横膈膜会收到另一信号：向上回收至放松位置，完成呼气动作。

　　当呼气后实施屏息时，二氧化碳在血液内不断积聚，氧气摄入暂停。在这期间，氧气无法进入肺部，而二氧化碳也无法被排出体外。呼吸中枢在注意到血液内气体成分变化后，会通知横膈膜实施呼吸，于是横膈膜向下收缩以使身体产生呼吸反应。实际上，我们屏息时是无法实现呼吸活动的，而大脑不停给横膈膜发出呼吸的信号，使得横膈膜痉挛加剧。要想体验这个过程，只需通过屏息并坚持到有极强的缺氧状态时就可以感受。起初，你会感觉到横膈膜在一颤一颤，但很快就会伴随更强烈、更频繁的颤动。

本质上来说，屏息到中度或重度缺氧的状态，以致横膈膜随之产生反应时，会给横膈膜一个锻炼的机会，帮助增强其功能。市场上已经有很多产品用于增强呼吸肌，而屏息训练可能是其中最方便、最自然的一种方式，能够随时随地引导横膈膜运动。在锻炼过程中，有意识地增强呼吸肌力量也有助于提升耐力，获益无穷。

屏息可以减少乳酸的积淀

正如受伤会限制运动表现，肉体和精神上的疲劳也会阻止运动员的事业更进一步发展。著名美国陆军上将乔治·巴顿（George Patton）在第二次世界大战期间，在给他的部队将士的信中说："疲劳使我们每个人都成为懦夫，但身心素质过硬的家伙是不会感到疲倦的。"巴顿将军说得没错，耐力与身体为活动进行的准备程度有关，而当身体活动耗尽准备程度时，疲劳也就开始了。

肌肉运动时，能量供应不充分就会产生乳酸。适当的乳酸是有益处的，可以成为暂时的能量源，一旦乳酸积聚多了，出现灼烧或痉挛的感觉，便成为训练的障碍，严重时需要完全停止运动。

以运动员为对象的研究表明，呼气后屏息会使身体的酸度增加，从而提高耐受力，并在比赛中延迟疲劳的到来。比如，像足球这样的团队运动中，球员在 90 分钟的剧烈活动里始终需要保持良好的体能状态和专注力，进攻力与抗疲劳能力对球队获胜是不可缺少的因素。

我最近受邀对爱尔兰戈尔韦市女子足球队进行呼吸训练指导，他们的教练唐·奥里奥丹（Don O'Riordan）注意到球员们在比赛的最后 15 分钟里会非常疲劳。当疲劳来袭，动作变得迟钝，效率变慢，专注力丧失，这种状况几乎就是拱手出让胜利成果给对方。要克服这个疲劳感，不仅要锻炼体力，还要锻炼精神力，屏息训练正好具备提高这两种能力的效果。

为了再现比赛的情景，训练时间一般与正式比赛差不多。首先是热身运动，之后跑 10 分钟，再之后是对赛训练和战术训练，最后 15 分钟进行反复操练和间歇训练，如在不同距离的锥组之间来回奔跑。为了将呼吸优化训练尽可能无缝地融入这类训练中，我对现有的训练稍加调整，以便让运动员在保持当前状态的同时轻松适应新的呼吸技巧，结果不仅训练效果提高了，比赛中耐力和成绩也都得到了提高。具体方案如下。

首先，在 10 分钟的跑步训练中，指导那些习惯于嘴呼吸的选手改为鼻呼吸，之后每跑 1 分钟左右做一次呼气后的屏息训练，直至感受中度或强烈的缺氧感觉。比赛训练内容保持不变，因为刚改为鼻呼吸会给身体带来负荷，有可能导致暂时的运动能力下降和腿部肌肉变弱，因此鼻呼吸最好是只融入刚开始的 10 分钟跑步训练和最后 15 分钟的间歇训练之中。

　　由于队员们本身就有比赛最后 15 分钟感到疲劳的问题，最后 15 分钟训练切换到鼻呼吸还是相当有难度，闭上嘴来回极速奔跑不是简单的事情。刚开始时有几位运动员出现轻微头痛的状况，但很快全体队员适应了过来。通过不断训练，在全体队员完全适应了鼻呼吸后，我决定增加训练难度，加入了屏息训练，屏息训练（下一章将会介绍）相比单纯的鼻呼吸来说，需要运动员经历痛苦程度较强的屏息过程，但却可以有效延长疲劳到来的时间。

小苏打——绝不只是厨房调味品

　　除了通过屏息训练延缓疲劳以外，无数研究证明，小苏打这类碱性物质也具有降低血液酸性及提高耐力的效果。家家橱柜里的食用碱居然有这样的效果，或许让大家很感意外吧。不仅如此，食用碱还有减少呼吸量、提高 BOLT 值的功效。

　　小苏打是盐的一种，通常溶在天然矿泉水中。很多家庭常备食用碱，用途多样，通常用于烹饪、烘焙、清洁牙齿或清洗冰箱。小苏打可以帮助血液维持正常的 pH 值，而且它也是许多非处方抗酸药物的活性成分。自然医学权威人士约瑟夫·默克拉建议，服用碳酸氢钠可以缓解一些疾病，包括溃疡疼痛、蚊虫叮咬和牙龈疾病。

　　亚利桑那大学癌症研究中心的马克·帕格尔医生（Dr Mark Pagel）最近从美国国家健康研究所（US National Institutes of Health）获得 200 万美元的资助奖励，用以研究小苏打疗法在治疗乳腺癌方面的有效性，由此，小苏打在医疗方面的用途功效传播开来。

多年来，许多研究都证明，小苏打有助于提高运动状态。在高强度训练中，输送到肌肉的氧气会减少，肌肉中乳酸增加会导致肌肉疲劳，通过摄入小苏打，高强度训练所积累的乳酸被碱中和，帮助提高耐力和肌肉力量。

小苏打还有延长屏息时间的绝佳效果。正如本书反复强调的，延长屏息时间能减缓运动气喘，最大摄氧能力也会得到提高。经过研究发现，训练前服用小苏打（参见第 7 章）可以将屏息时间延长 8.6%。

经测试，游泳运动员在游泳前服用小苏打，比赛时间缩短了数秒，特别是对休息时的血液 pH 值恢复也非常有效。研究小苏打对游泳成绩影响的专家据此推断，在高强度的短距离来回训练中，小苏打能起缓冲剂的作用，可以用来增加训练强度，提高整体的运动状态。这种好处同样适用于拳击选手，会极大提升挥拳的效率！

上述研究均得出一个共同的结论：训练前服用小苏打，可以中和血液中的酸性物质。对健身与运动的好处如下。

- 提高耐力。
- 延长最大屏息时间。
- 减少气喘。
- 增强力量输出。

总而言之，小苏打是用在日常料理和清扫中频繁使用的物品，小剂量服用没有副作用，是非常好的辅助产品。

服用小苏打的方法

为了学会正确的呼吸方法，延长屏息时间，可以采用以下方式服用小苏打。我经常采用这种方式，希望读者也尝试一下，亲身体验效果。服用小苏打最好是训练前 1 小时左右，如果已经有训练前服用的习惯，比赛前也可以服用，但请务必不要服用过多。以防万一，服用前和医生商量一下。

需要材料：

- 1/2 勺小苏打；
- 两大勺苹果醋。

操作流程：

1. 将小苏打放入杯子里；
2. 向杯子里例入苹果醋，搅拌 1 分钟，或者直到小苏打完全溶解；
3. 喝掉饮料，味道尝起来会有点酸。

如上所述，服用方法非常简单。还有一种方法，就是饮用市面上卖的苏打水，其更常被用作酒水的调和剂，水中的碳酸物质会提供补充作用。喝苏打水时别忘了喝普通饮用水，确保有充足的水分，通过看尿液的颜色，就知道自身摄水量够不够。尿的颜色过深，说明摄水量不够，一整天都呈透明颜色则说明摄水量过多。摄水量过多和摄水量过少一样对身体不利，最重要的是平衡。直到最近，水中毒仍是不为大众所知，或者说是医学上无法探知原因的病症。大部分人都知道，训练中和训练后要补充足够的水分，但是水喝多了也有危险，特别是马拉松运动员，在训练或比赛时喝过多水或运动饮料是相当不利的。

水喝多了，体内的钠浓度会降低至危险水平以下，大脑会肿胀（低血钠症）。2002 年对波士顿马拉松选手进行的调查显示，13% 的选手体内钠浓度偏低，钠浓度过低会导致严重的疾病，甚至可能造成死亡。就在 2002 年波士顿马拉松中，28 岁的辛西亚·卢塞罗（Cynthia Lucero）在比赛中倒下并失去了生命，原因是比赛中摄取了过多的饮料，引发了一系列症状，最终导致死亡。鉴于此教训，麦克莱恩医院（贝尔蒙，马萨诸塞州）的亚瑟·西格尔医生（Dr Arthur Siegel）提倡，运动员要在跑步前测量体重并将其写在号码布上，比赛中出现不良反应，就要马上测量体重，如果体重变轻了，可以判断为脱水；如果体重增加了，可以判断为饮水过多，必须停止比赛，也不允许再喝水。

屏息训练为登上高海拔地区做准备

每年有数百万在低海拔地区生活的人跋涉到高海拔地区进行业余滑雪和攀岩运动，或者参与宗教或灵修方面的活动。探险家、攀岩者、徒步旅行家和运动爱好者们都会攀越海拔超过 1 500 米来体验山巅带来的挑战与兴奋。

著名英国探险家贝尔·格里尔斯（Bear Grylls）于 1998

年（他时年23岁）攀上珠穆朗玛峰之巅，在他的《勇敢朝前》（*Facing Up*）一书中，他描述了自己"在当地泳池进行无限制游泳练习——水下和水上交换进行，一次进行数小时，来训练身体使其最终能够登上最高峰。这种方式能够快速提升一个人在缺氧环境下的运动能力，使身体效能最大化"。与贝尔的泳池屏息训练相比，呼吸优化训练在陆地上就可以进行，为攀登高海拔地区做好充足准备。

为应对外界氧气水平的变化，身体要做出适当调整。大多数人攀到海拔2 500米高度时还不会感到吃力，因为体内的氧气水平仍充足。而超过这个海拔时，人体内的血氧饱和度就会显著降低，使得身体活动难以继续维持。此时，作为体内缺氧的代偿性反应，呼吸会变得更加吃力，尽管粗重的呼吸会将更多氧气输送肺部，但其也加速了二氧化碳的排出。前文有提及，二氧化碳的流失会导致血管变窄，红细胞紧紧贴附在携带的氧分子上，造成组织和器官的缺氧。这听起来似乎很讽刺，身体为了获取更多氧气而加重呼吸，结果并不能被有效利用。高海拔环境下，为避免高原反应，应注重身体的氧合作用。

而对于那些试图攀越海拔超过4 000米的人，因每天要迅速向上跋涉超过400米的路程，超过一半的人都会出现一两种高山病的症状。而这些症状也随个人身体素质、健康水平及攀登速度不同而各异，一般轻度到中度症状如下。

- 头痛。
- 疲劳。

- 失眠。

- 食欲下降。

- 恶心或呕吐。

- 脉搏过快。

- 轻微头晕。

- 运动时气喘。

而攀登过快可能会加重反应，还带来附加症状。

- 胸闷。

- 精神错乱。

- 咳嗽或咳血。

- 皮肤变青。

- 休息时也会气喘。

- 直线行走异常。

　　那么应对海拔不断升高的攀登过程，增加血液携运氧气的能力是最重要的调整因素，在攀登前数周进行屏息训练也是比较理想的准备方式。只要每天进行 5～10 次最大屏息时长的练习，坚持 2～3 个月，身体就会适应缺氧的强烈反应，从容应对高海拔地区的情况。

　　任何严肃对待自己攀岩事业的人，都应对自身呼吸方式有基本的了解，时时刻刻需要注意：出发前做提升 BOLT 值的训练；自始至终保持鼻呼吸；感到气喘时调整前进速度。这里需要说明一点：每个人的最佳 BOLT 值会不断变化，但相比 20 秒的水平，BOLT 值为 40 秒的人会更适应高海拔环境，身体不容易受伤或出问题。

通过鼻呼吸防止脱水现象

山区和高海拔地区相比平原地区而言，空气更干冷，因而在这些地方由于气喘会不自觉转换为嘴呼吸。然而，鼻子的功能之一就是给吸入的空气加湿保暖，嘴呼吸会导致人体脱水，重要的水分被消耗。

此外，嘴呼吸在呼气过程中无法有效保留水分。可以通过一种方法验证：对着一片玻璃轻轻用嘴呼气，之后查看玻璃上水汽留存情况；再用鼻子对着玻璃片呼气，会发现留在上面的水汽要远少于嘴呼吸留存的。因此，通过嘴呼吸，损失的水分会造成身体轻微脱水，嘴唇、口腔内和喉咙都会发干，其他症状还包括：头痛、疲劳和头晕，在身处高海拔地区时这些常与高山病症状混淆。需要记住的是，高海拔或山区没有便利店，只要学会控制体内水分流失，便可以少带很多物品！

最后要强调，用嘴吸入干冷的空气会使气道收窄，气流受限，反过来又会使呼吸更急促、粗重。患有哮喘的人常经历这一点，也由此致使更严重的气道脱水、降温，引起更多呼吸系统方面的问题。

下一章我们将深入讲解为提升运动表现、增强血液携氧能力而进行的模拟高海拔训练。

第 7 章

在低海拔地区进行高海拔训练

巴西著名田径教练瓦莱里奥·路易兹·德奥利韦拉（Valério Luiz de Oliveira）给运动员教授过屏息训练技术，对象包括若阿金·克鲁兹（Joaquim Cruz）和玛丽·戴克尔（Mary Decker）等重磅级奥运选手，他们曾于 20 世纪 70—80 年代在 800 米和 1 500 米中长跑赛事中创下 6 项世界纪录。

德奥利韦拉的目标之一是让运动员在 400 米和 800 米这种无氧运动的最后阶段仍保持稳定状态；除此之外，也要在氧气稀缺的状态下提升运动员心理准备，保持镇定心态；最后一点，训练运动员不要过分关注自己的呼吸，而是要把精力集中在跑步策略和身姿上面。德奥利韦拉的方法虽是注重结果为先，后去求证科学合理性，但他的理论后来还是被证实为有效。

这位伟大教练创造的具体训练方式如下：

- 运动员以接近比赛的速度直线跑 200 米，在最后 15 米处吸气后开始屏息。
- 短暂休息 30 秒后，这种间歇性屏息再重复三次以上。
- 下一组重复前花 3 分钟进行体力恢复。
- 最后共进行三组，每组四次的屏息训练。

德奥利韦拉认为："实际上，每个人都能长时间屏息，运动员练习时要进行三组这样的屏息训练，做到最后一组时，你可能会非常疲劳，几乎已经无法继续坚持，但如果你坚持下来，按照我的方式去做，你会见证自身的成功。"

德奥利韦拉又传授给 400 米和 800 米运动员另一种方法：比赛最后极为艰难的 30 米要屏息跑完。这 30 米对比赛胜负至关重要，因而要维持稳定状态。他说："比赛中，无论你感到多么疲惫，最重要的一件事就是保持状态，不能慌乱。"

传奇的捷克斯洛伐克运动员埃米尔·扎托佩克（Emil Zátopek）被《纽约时报》（New York Times）称为史上最伟大的长跑运动员之一，也把屏息训练纳入他的日常训练中。扎托佩克是个小体型的运动员，身高 172 厘米，体重 63 千克，但通过自己开发的训练方法，成功地拉开了与其他竞争者的距离，那就是屏息训练和高强度间歇训练。他每天上下班都要经过栽有白杨树的街道，第一天他屏息走了四棵白杨树的距离，第二天屏息走到了第五棵白杨树，以此类推，每天都增加一棵树，最后可以屏息走完整排白杨树，听说有一次由于屏息过度他都晕过去了。虽然没有必要练习到这种极端程度，但引人深思的是，现代运动员还没有把屏息训练纳入整体训练中，而历史上最伟大的跑步者已经在很久之前就开始实施屏息训练了。

对于还未开始练习的人来说，故意屏息似乎有些奇怪。氧气是生命所必需的，为什么要让身体承受这样的限制呢？就像体育锻炼对人类来说是一种非常自然的活动一样，屏息也是如此，小孩子会在游泳时屏息潜到泳池底捡起硬币或其他有趣的小玩意儿，又或者和兄弟姐妹一起比赛谁的屏息时间最长。

本书中关于屏息训练的程度把控，是以能够感受到中度或重度缺氧为度。这是效果最好的方法，但是屏息的时候一定注意自己的感受，屏息痛苦超过临界点之前务必要开始呼吸。最理想的程度是屏息结束后，2～3次呼吸就能恢复到正常呼吸状态；如果回不到正常呼吸状态，就说明屏息过度了。

在过去的13年里，数千名患有哮喘或其他呼吸系统问题的孩子来到我的课堂，接受了呼吸训练的指导，他们中最小的只有4岁，根据不同的情况我授予他们不同的屏息训练，如疏通鼻塞训练、治疗咳嗽的训练及调整呼吸量的训练等。

大人最初对屏息有抵触心理，但儿童没有，他们认为屏息类似于小鸭子潜水。每次指导一般是5～6人为一组，年龄4～15岁不等。初学者从屏息走10步开始，之后重复练习3～4次，直到孩子们完全理解了屏息的做法后每次增加5步，以能感受到中度缺氧程度为宜。大部分儿童很快便能熟练掌握这个训练，并与同伴玩起了谁能走屏息最远的比赛游戏。

我给孩子们设定的第一阶段训练目标是能够屏息走完30步，每周增加10步。有些孩子进步巨大，能够在短短2～3周的时间内屏息走完80步，而且不会失去对呼吸的控制，也不会感到紧张和压力，职业运动员也会对此感叹不已。最重要的是，按照我的训练方法，如果屏息能走80步，那么鼻塞、咳嗽、气喘、运动诱发性哮喘等一切症状都将消失殆尽。

屏息训练的好处在于，缺氧程度是相对的，完全依靠个人控制，每次仅需较短时间进行练习。对于月经前的女性、素食主义者或贫血症患者，也有必要额外补充铁元素，以促成红细胞正常生成。假如进行了如上练习后 BOLT 值并未提升，那么最好去咨询医生并做血细胞计数测试，如果体内血红蛋白含量很低，就要与医生讨论补充相应的铁元素。依我的经验来看，这部分的补充会帮助你在较短的几周内获得巨大进步。

下面将介绍呼吸优化训练中的屏息训练，这个方法在低海拔地区训练，能够取得与高海拔训练和高强度训练相同的效果，两种训练方式都会产生"低氧"与"高碳酸"反应，两种效应结合将给身体带来如下的变化。

- 提高对二氧化碳的耐受度。
- 提高耐力。

- 减轻由于肌肉中乳酸沉积而出现的疲劳和不适。
- 提高血液携氧能力。
- 可以有效地进行呼吸。
- 提高最大摄氧能力。

仅仅是把简单的训练融进了日常训练中，屏息能力便能快速提高，而且很快就能在训练和比赛成绩中体验到真实的效果。

如何使用脉搏血氧仪

做屏息训练时，为了达到最好的效果，我建议使用测量血液中氧气饱和度的脉搏血氧仪，这是个很方便易携带的设备，夹在手指头上就可以。使用该仪器的好处之一是，训练效果可以用数据来衡量，具有激励性，同时能方便又快速地看到屏息训练让血氧饱和度下降的过程，除此之外，也能防止过度训练，若血氧饱和度低于 80% 就是屏息过度了，要立即停止训练并开始呼吸。

前面已经说过，低海拔地区的人们血氧饱和度正常值为 95%～99%，这个值降到 94% 以下，屏息训练的效果就出来了。或许刚开始进行屏息训练后，饱和度值看不出什么改变，但是只要坚持训练，提高忍耐屏息痛苦的能力，血氧饱和度就一定会下降，而且只需要短短几天时间。

屏息训练的效果由两个要素决定：一个是训练期间血氧饱

和度，另一个是保持低氧状态的时间，但切记，训练必须循序渐进。要想取得最好的效果，开始时要缓慢进行，最初的2～3次训练以能够感受到中等程度的缺氧为宜，之后可以逐渐加长屏息的时间并提高强度。这样，既能找到控制训练的感觉，又能更有效地练习。当BOLT值提高并可以忍受更高强度的缺氧时，血氧饱和度将下降到94%以下。

模拟高海拔训练——步行

首先介绍的是简单的步行屏息训练（见图16），进行10～15分钟，可以收获与高强度训练相同的效果。这个训练的美妙之处在于，它可以随时随地进行，即使因受伤而不能进行常规训练，也完全可以练习。和所有剧烈运动一样，这个训练也要在饭后2小时方可进行，最好是空腹进行。刚吃完饭进行屏息训练，不仅会觉得不舒服，还可能因为身体要消化食物而呼吸加快，因此训练效果也大打折扣。

为了让身体逐步适应氧气少的状态，最初2～3次屏息以感受到中度缺氧程度为宜，之后的练习可以向更强烈的缺氧程度挑战。与脉搏波传导时间有延迟一样，血氧饱和度的下降通常不是在屏息期间，而是在之后重新开始呼吸的时候。因此，为了使训练效果最大化，屏息结束后的15秒内尽量用鼻子做最小幅度的吸气和呼气，如果有脉搏血氧仪，就可以用数字来确认血氧饱和度的下降，而这一数值的下降能说明练习达到了高海拔训练的效果。

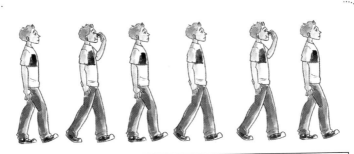

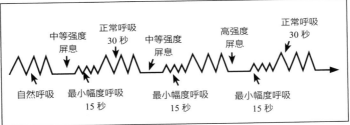

图16   步行时模拟高海拔训练

- 边走边屏息：正常走1分钟，缓慢呼气后捏住鼻子屏息（捏鼻子不舒服的话可以自主屏息），走到能感受中度到重度的缺氧程度为止。松开手用鼻子吸气，接下来的15秒将呼吸幅度调整到最小，然后恢复到正常呼吸。

- 继续走30秒后重复训练：鼻呼吸继续走30秒，缓慢呼气后捏住鼻子屏息，走到能感受中度到重度的缺氧程度为止。松开手用鼻子吸气，接下来的15秒将呼吸幅度调整到最小，然后恢复到正常呼吸。

- 重复8~10次：边走边做屏息训练，每分钟做一次，走到能感受中度到重度的缺氧程度为止。然后松开手用鼻子吸气，接下来的 15 秒做最小幅度的呼吸。这个训练边走边做，重复 8～10 次。

完成上述训练大概需要 12 分钟。这个训练可以教会你的身体"少花力，多做事"。一开始，你可能只能屏息走 20～30 步（患有哮喘或换气过度的人会更少），随着屏息走的步数增加，缺氧程度也会从轻度到中度，最后到重度。对空气渴求逐渐强烈的过程中，腹部与颈部的呼吸肌会收缩或痉挛，这对横膈膜来说是非常有益的锻炼，可以强化这一最重要的呼吸肌。长时间屏息过程中，一旦感受到呼吸肌痉挛，需专注于放松你的身体，让全身肌肉变柔软，从而让屏息更持久，压力更小。

重复这个训练数周后，你会发现自己可以屏息走 80～100 步，但是不能过度训练。最理想的状态是，屏息结束恢复呼吸后，3～4 次呼吸就能调整到正常呼吸状态，训练中有必要增加一点强度，但不应该给身体造成太大的负担。由于某种原因恢复呼吸后脉搏回不到正常状态的，最好停止做这个训练，代以轻呼吸来提高健康水平和运动能力。

屏息训练也可以与慢跑、快跑、自行车运动相结合（见图 17）。慢跑时屏息时间没有步行那么长，但是血液中的二氧化碳浓度比步行要高，训练效果也会更好。在平常训练中加入屏息训练会增加训练负荷，可以取得和最大强度训练同样的效果。

模拟高海拔训练——跑步

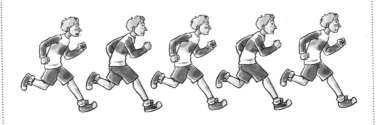

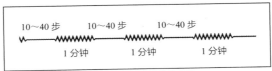

10～40步　　10～40步　　10～40步

1分钟　　1分钟　　1分钟

图 17　运动强度较大时的交替节奏

- 边跑边屏息：跑 10～15 分钟，等身体热起来开始出汗后，缓慢呼气后屏息。屏息跑到能感受中度或强烈缺氧为止，屏息时间因跑步速度、BOLT 值而不同，大概是 10～40 步。

- 休息 1 分钟后再屏息：重新开始呼吸后，用鼻子呼吸慢跑或正常跑大概 1 分钟，直到呼吸恢复正常。

- 重复 8～10 次：边跑边屏息的训练进行 8～10 次。恢复呼吸后，用鼻子呼吸 1 分钟。屏息时，注意不要忍耐过度，最理想的是，屏息结束几次呼吸后，能回到正常呼吸状态。

如果觉得这个训练难度大，或者屏息后很难回到正常呼吸，那么就应停止这个训练，直到 BOLT 值达到 20 秒再进行。

模拟高海拔训练——骑行

骑自行车时，也可以进行屏息训练：

- 热身，缓慢呼气后屏息，蹬踏 5～15 次。
- 用鼻子重新开始呼吸，骑行 1 分钟。
- 将这个训练重复 8～10 次。

模拟高海拔训练——游泳

游泳是唯一不能自由呼吸的运动，呼吸量也会受限，一则是要把脸埋进水中，再则水压也会限制呼吸。游泳时需要用嘴呼吸，因为鼻呼吸有把水吸进去的危险。

游泳时的屏息训练就是减少换气次数，逐渐增加呼吸时划水的动作，3 次、5 次、7 次循序渐进。原奥林匹克游泳选手、铁人三项赛运动员希拉·陶尔米纳（Sheila Taormina）在训练中加进了屏息练习。陶尔米纳参加了 2000 年悉尼奥运会，取得了 1 500 米游泳比赛第一名的好成绩。在我与陶尔米纳的通信中，她解释了减少呼吸量的练习是如何助力游泳的。因此，屏息练习也适用于水下曲棍球运动员，可以用更少的氧气游出更长距离，但是为了安全，严禁屏息到极限。

屏息训练不仅有利于血液循环，而且也能改善游泳技术的协调性，屏息训练后，运动员的最大摄氧能力得到极大提升，每次划水游出的距离也有所增加。像自由泳因为侧头换气，每次出水换气都有减慢速度、白白消耗能量的问题，通过屏息练习提高BOLT 值之后，运动员就不再过分渴求空气，换气次数会减少，速度减缓也随之改善，有利于提高运动成绩。

模拟高海拔训练之进阶练习

低海拔地区人体血液中的氧气饱和度为 95%～99%，要想获得低氧训练效果，血氧饱和度需要降到 94% 以下（最理想是降到90% 以下）。训练效果由两个因素决定：一个是训练期间血氧饱和度，另一个是低氧状态下能坚持多长时间。

血氧饱和度小于 90% 的状态只要持续 1～2 分钟，EPO 的生成量会急剧上升。这种效果用下面的训练可以轻松达成，但是做这个训练之前一定要和医生商量。这个训练只适合于健康状态很好的人，BOLT 值必须在 30 秒以上，并且经常做剧烈运动。换句话说，想做这个训练，必须已经习惯了忍受高强度的缺氧状态。

以下内容中有任何一项符合自身情况，都不能进行这个训练。

- 没有做剧烈运动的信心。
- 状态不好。

- BOLT 值不足 30 秒。

- 平时没有定期运动的习惯。

　　这个进阶训练的目的是重新调整血液成分，改变氧气和二氧化碳的水平。经过几个月的试验，我开发了一套降低动脉血氧饱和度并维持这一效果的练习方法，期间，我本人练习了几百次。以下指导原则希望能够帮助读者正确地进行这项训练（见图 18），并请务必十分清楚可能出现的副作用。

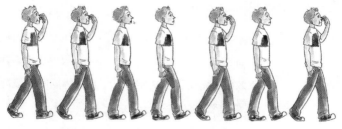

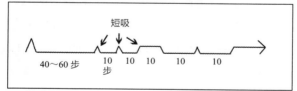

图 18　屏息进阶训练

- 训练中要用高质量的脉搏血氧仪，以确保血氧饱和度下降到 94% 以下，而不能低于 80%。

- 训练要在空腹的状态下进行，至少饭后 3 小时再做。

- 最初屏息走 40～60 步，或者走到能感受中度或强烈的缺氧程度为止。

- 首次屏息结束后，接下来每走 5～10 步再继续下一个屏息练习。

- 每次屏息结束后，用鼻子呼气或用鼻子短吸一次后接着屏息。

- 短吸类似于"小抿一口酒"，是一次吸入很少量的空气的意思，目的是消除紧张，而不是正常吸入空气，吸入的空气量只相当于正常呼吸量的 10%。

- 屏息痛苦较为强烈时，横膈膜收缩也会很强烈，需要尽可能放松身体。

- 重复屏息训练期间，血氧饱和度会逐渐下降。

- 眼睛始终盯着血氧仪，确保血氧饱和度不能下降到 80% 以下。

- 有必要忍受高强度的屏息痛苦，但不能过度。

- 屏息痛苦过分强烈时，缓缓大呼吸一次，并保持身体放松。

- 这个训练做 1～2 分钟。

此项训练的目的是制造一定程度的屏息痛苦，降低血氧饱和度，并维持低血氧饱和度状态 30 秒到 2 分钟。千万注意，不要让血氧饱和度低于 80%，只要低于 91% 并保持 24 秒，EPO 就会增加 24%；保持 136 秒，EPO 会增加 36%。

第 8 章

通过鼻呼吸提高专注力

1974 年，穆罕默德·阿里（Muhammad Ali）对阵乔治·福尔曼（George Foreman）的比赛堪称 20 世纪最伟大的比赛之一。因这场赛事在非洲扎伊尔举办，故也被称为"非洲丛林之战"。当时，福尔曼是无败绩的现任冠军，挑战者阿里是过了高峰期的前冠军。比赛组织者是著名拳击经纪人唐·金（Don King），赛事由扎伊尔总统赞助，并许诺给冠军大笔奖金。

赛前没有人看好阿里。福尔曼年轻、体格魁梧，被公认是当时拳击界的最强者，那时，福尔曼所有的对手没过三轮就会被他打倒。但是，阿里除了体力和速度之外，还有一个武器——心理战术。比赛开始阶段，阿里故意靠近围绳让对方出拳，用手臂做防守，让对方打出无效的拳来拖累和消耗体力。到了第 7 局，阿里就挑逗福尔曼："你不是号称有重拳吗？就这水平吗，乔治？"到了第8局，阿里瞅准时机出手，先击出强有力的左勾拳，然后接着右直拳，疲惫不堪又心烦意乱的福尔曼颓然倒地，计数时虽勉强站了起来，但裁判终止了比赛。阿里运用心理战术一击获胜。

几乎没有人能预测到这样的结局。比赛的时候，福尔曼的实力强于阿里，阿里用奇妙的心理战术挑逗福尔曼，让福尔曼分心出错，情绪失控。阿里趁福尔曼心浮气躁又恍惚之际，重创福尔曼将其打倒在地。把对手从心流状态中拉出来，阿里开创了自己的拳王历史。让对手分心无法专注，也许就这一点，有时候就能戏剧般地改变局面。体育比赛的胜负比起技能、体力和耐力，更多的是心理方面的作用。

大部分运动员比赛输掉后经常会说自己"今天不在状态"，为了进入状态，锻炼心力和锻炼体力同样重要。运动员们都知道，往往就是那么一个让自己分心的想法偏偏成了达成目标的障碍，但是在心流状态下，无益的想法不会出现，观众的呐喊也听不到，选手只专注当下的事情，对错、得失、输赢均抛之脑后，也不受对手的任何影响，尽情发挥自己的最佳状态而已。

进入心流状态，专注力提升至最高境界

提出"心流"概念的是芝加哥大学心理学系前系主任米哈里·契克森米哈赖（Mihály Csíkszentmihályi）。契克森米哈赖说，心流就是"完全投入某个活动中，只为了这个活动而动的状态……完全失去自我意识，时间飞逝，所有的行为、动作、

意念像行云流水般倾泻而出，就如同爵士乐演奏的即兴表演。自己完全沉浸在活动中，尽情挥洒能力"。这种心理状态被称为"心流"或"注重当下"。

心流是注意力极端集中的状态，完全沉浸于当下。进入心流状态，自己和自己所做事情之间的界限消失，正如玩游戏的人与游戏本身完全融为一体，自我消失，意识也消失，直觉和本能主导一切，不假思索地、自动地做正确的反应。

大家都有过进入心流状态的体验吧。有时埋头于运动、写作、绘画、音乐、演戏等创造性的活动，不知不觉中几个小时就过去了，舞者和舞蹈融为一体，画家和画融为一体，跑者和赛跑融为一体。武术世界中武术家经过长年的训练，动作烂熟于心：动作不断重复，脑中积累信息，肌肉记住动作，最终不用思考身体也能自然行动。也就是说，身体记住了动作，这个时候思维不用做任何事情，让身体自己行动就是了。激烈快速的比赛中，没有时间思考判断，思考反而成为障碍。巅峰状态的运动员是不思考的，单凭直觉行动，凭肌肉的记忆自然行动，100%集中在当下的活动中。心流状态中的人不用想什么，直觉统率一切，身体自然进行正确的行动。

在1988年的摩纳哥国际赛车大奖赛上，艾尔顿·塞纳（Ayrton Senna）轻松地领先于他的竞争对手，其中包括一名驾驶一辆类似赛车的队友。回顾比赛过程，塞纳描述了他是如何在没有意识的情况下做到这一点的：本能引导着他，他感觉赛道已经变成了一条隧道，不管他开得多快，总是有更多的空间任他驰骋。

现在是缺乏专注力的时代

心流就是什么也不用考虑便自然进行的状态。当心沉静下来、思绪不再纷飞，就可以沉浸在活动之中，排除多余的杂念，集中注意力的能力是达成某种目的不可或缺的素质。考虑过多就会失去专注力，无法全神贯注地完成手头的工作。例如，边考虑着其他事情边读书的人，只是眼睛盯着书里的字，心却在别处，和书没关系的想法接二连三地冒出来，书的内容根本没进入脑子里，即便读到页末，大部分内容也无法记住。

现在，我们花在社交媒体、游戏、网络搜索等方面的时间越来越多，保持专注力的持续时间越来越短。根据国际激励大师凯文·凯利（Kevin Kelly）的说法，现在是专注力缺乏的时代，会话变成推介，对话变成独白，我们不再把注意力聚焦在彼此身上，也不花时间去观察自己的呼吸，更不想着怎么让我们的内心保持平静祥和。

麻省理工学院的泰德·瑟约克（Ted Selker）支持凯文·凯利的观点，他说由于互联网提供了如此多的选择，我们的时间在看这看那的过程中就被浪费掉了，结果注意力持续的时间不断变短，就形成了专注力缺失的坏习惯。瑟约克指出，浏览网页时人们对网页的注意力只能持续9秒钟，就像金鱼的记忆力一样短暂。

《纽约时报》曾刊登过一则惊人的消息：已故苹果设备创始

人乔布斯（Jobs）竟然禁止自己孩子玩 iPad。当记者尼克·比尔顿（Nick Bilton）问乔布斯，他的孩子是否喜欢这个小玩意时，乔布斯说："我家孩子没有苹果产品，我们不准孩子在家使用科技产品。"乔布斯的同行中，很多人和他想法一致，为自己孩子制定了严格的上网时间和游戏时间，因为他们非常清楚长时间盯着屏幕所带来的坏影响。如果沉迷于上网或游戏，就会远离现实世界，抑制社交互动和心理活动的增加。而大脑过度活跃，生产效率、注意力都会下降；再加上社会生活的压力增加，容易出现抑郁的状况。这些都是引发精神疾病的重要因素，会降低整体的生活质量。

通过冥想有意识地进入心流状态

让心沉静下来的方法，除了通过提高 BOLT 值和冥想来锻炼直觉，从而主动控制自己的内心活动之外，别无他法。人类数千年前就开始用冥想的方式，让骚动不安的心平静下来。冥想可以控制不断涌现出来的念头与情绪，随时进入心流状态。

职业足球运动员莱恩·吉格斯（Ryan Giggs）在 1990—1991 赛季开始为曼切斯特联队效力。吉格斯是英国足球历史上战绩赫赫的运动员，获得了许多比赛的冠军，到了 40 岁还在联队踢球，而同一个时代的大多数运动员早已退休了。他成功的秘诀是什么呢？据吉格斯本人的说法，能够长时间参加比赛的原因是"正确认识自己"。吉格斯说："关注自己是非常重要的事情，哪怕一天只用一个小时进行冥想。"

　　著名的高尔夫球手老虎·伍兹（Tiger Woods）也是以通过冥想来改善自己的比赛状态而闻名。老虎的父亲厄尔·伍兹（Earl Woods）在培养儿子的专注力方面起到了重要作用，厄尔·伍兹说，他会不停地尝试分散儿子的注意力，故意掉落高尔夫球袋或者冲其大喊脏话。厄尔·伍兹坚信，老虎·伍兹可能是"美国历史上第一个凭直觉打球的黑人高尔夫球手"，并在他很小的时候就测试了专注度。他的预言成真了：老虎·伍兹如今已经是世界顶级高尔夫球手。不管是什么运动，想要靠直觉进行都需要进入心流状态，自然做出正确的动作，运动员和比赛融为一体。电影《巴格·万斯传奇》（The Legend of Bagger）中，高尔夫名教练说，完美的挥杆动作是"和过去、现在、未来所有的一切融为一体"。

　　要到达这种境界，需仅凭直觉行动，也有必要掌握让内心平静下来的方法。凭直觉行动，不是学来的，而是体验来的。那些给世界带来巨大改变的人，都能凭直觉行动，有的人不用训练，天生具备，有的人则需要后天训练，已故的史蒂夫·乔布斯就是凭直觉行动的典型代表人物。乔布斯在接受传记作家沃尔特·艾萨克森（Walter Isaacson）采访时说，不像西方依靠理性的分析那样，印度人更多是凭着直觉做决定。乔布斯相信直觉力比起西方世界推崇的理性思维更为强大，这个梦想家把逻辑放在一边，凭直觉做判断，正是这种直觉和创造力，iPhone、iPad 和 Mac 等产品才应运而生。

　　早些年代，人们对冥想没有什么好印象，觉得是闲着没事的人才做的事情。近来，这种印象正在慢慢地发生变化，因为冥想的好处得到了科学的验证，它能让内心平静下来，即便是在压力极大的情况下，也可以消除焦虑不安，提高专注度。

冥想可以改变成年人的大脑

2014 年，一项研究以美国海军陆战队为对象来探索冥想是否能影响战斗力。由 281 名士兵组成的 8 个海军步兵排，被随机分为两组。其中一个小组接受 20 个小时的心流培训，而且连续 8 周每天至少做 30 分钟的冥想训练；另一个小组不做任何冥想训练。然后，两个小组进行实战演练。根据《美国精神病学》杂志（*The American Journal of Psychiatry*）发表的报告，研究人员得出了结论：经过冥想训练的海军陆战队员睡眠质量提高，压力感减轻，在激烈的实战演练后，心率和呼吸恢复正常的时间也相对缩短了。

另外一些对海军陆战队的研究也发现，受过冥想训练的士兵的脑部活动和参加奥林匹克的运动员相近：大脑中负责控制恐惧的区域缩小了。无论是战争、商业、体育或是家庭生活，宁静、沉着又专注的心境均能表现出优秀的判断力。要想在高压下选择正确的行动，维持全神贯注的心力是不可或缺的。

就在几年前，人们还认为人们成年之后脑部的发育就停止了，但是最近这几年，科学家发现通过静修冥想，成年人的大脑也会发生变化。这听起来不仅对运动员，而且对正在饱受焦虑和抑郁折磨的人们来说也是一大喜讯。改变大脑的功能，能够让人们重新掌控自己的心理健康，而不是终生依赖于改变心情的药物。

以哈佛大学或麻省理工学院为首的一流大学中，神经学学者们正在研究冥想对人的大脑的影响及带来的变化。大量的研究表明，专注当下时刻，能使大脑许多功能区域变得更活跃、更有效率。哥伦比亚大学和开姆尼茨工业大学的研究团队，从20项相关研究报告中收集的数据来证明，进行静修冥想的人，其脑部的灰质密度增加了，信息处理能力增强了。核磁共振扫描也显示，至少有8个不同的功能区域提高了效率，包括眼窝前额和海马体等，这些都是保持专注力、培养积极情绪和保持稳定情绪的部位。所以，静修冥想的人更快乐，能够更好地抗干扰，也更善于从过去的经验中学习，所有这些都是现代生活中必不可少的特质。

专注力训练可以让思绪停止下来

古希腊格言"认识你自己"被铭刻在特尔斐阿波罗神殿的前院，尽管它的确切含义常常是学者们争论的主题，然而在冥想语境下，这句话揭示了静修的真相。进入心流状态，可以更清楚地觉知内心的声音，跳出被动思考模式，从缺乏自信的牢狱中逃脱出来。如果没有意识到自己锁闭在心念的牢狱里，就不可能从那里逃出来。虽然没有实打实的铁窗和水泥墙，但是如果经常思虑重重，就会大幅度降低专注力和运动状态。

　　我把思考分成两个类型：一种是对达成目标"有益的想法"；另一种是对达成目标无益的"有碍的想法"。在选择正确的行动、达成某种目标的过程中，有益的想法是不可缺少的。相反，让人分心的、无益的想法只会分散专注力，妨碍进入心流状态。

　　有益的想法可以帮助运动员为即将到来的赛事活动做计划，如制定一个训练计划、安排后勤等。比赛前，运动员可能会在头脑里预演赛场上的一切场景，包括最后一个竞技镜头或是最后胜利的一刹那。像这样的心里观想可以视为有益的准备，是一种积极的想法。

　　让人分心的想法通常是消极的和不理性的，往往是无意识的，以至于自己都觉察不到。这种思考方式会让人紧张，消耗精力，分散注意力。爱尔兰作家奥斯卡·王尔德（Oscar Wildel）曾说过："思考是世界上最不健康的事情，人们死于这种疾病，就像他们死于其他任何疾病一样。"

　　思考是一种习惯，其内容取决于社会、教育、朋友以及家庭等方面所受的影响。从很小的时候起，我们就习惯于认为思考是一件好事，人人都知道"好好考虑一下"这句话。把思维训练成一个敏锐的分析工具，在学术界和其他生活领域显然是非常有用的，然而，就像学习如何思考是很重要的一样，学会如何停止思考也非常重要。犹如火能驱寒保暖，但若失去控制，火也是一种巨大的破坏力量，因此，思考也是一把双刃剑。

　　读到这里你可能在想：这人到底在说什么？我当然能够控

制自己的思考！真的是这样吗？你真的能轻易地停止吗？不妨请你做一个简单的实验：停止思考活动，观察下一个念头出现的间隔时间。估计也就是5～10秒吧。

停止思考的时间长短取决于控制自己内心活动的能力，不用费劲就可以长时间不起念的人，专注力更高。能够放空大脑的时间也就是数秒钟，不管怎么说，大脑控制人的时间要远大于人控制它的时间。好在学会安定心神也很容易，只要稍加训练即可。像其他任何一种新训练一样，它一定会改善健康和运动表现。让我们迎接这个新的挑战吧。

首先，意识到自己脑海里有着万千思绪，才能从繁忙的头脑风暴里逃脱出来，进而控制思绪。很少有人观察自己的思考活动，也很少有人感觉到自己的思考活动及其对情绪、紧张、运动状态产生的影响。

刚开始观察的时候，也许会感觉到思考活动是如此的活跃，这是因为它们正处在你的观察之下，而不是"隐藏在后台运行"；或许你还能发现，自己好几年都反反复复思考着同一个问题。这些都是正常现象，请不要责怪自己。观察自己的思考活动是一种积极的行为，可以感觉到思维是如此活跃，意识到这一点是从妨碍自己的思考囚牢中解放出来并提高专注力的第一步。

当花时间观察自己的思考活动时，你会发现自己经常被各种念头包围，一个接一个。这里没必要分析，也没有必要评判闪过的念头，这么做只会增加更多的念头，不可能因为进行了分析，头脑就会静下来。思考过多正是我们要解决的问题，要想从反反复复的思考中解脱出来，也就是从自我世界回到现实世界，方法就是学会驯服你的心，让心境平和。

只要下定决心每天定期观察思考，你就拥有了控制思维活动的最重要的工具。条理清晰的思维在决定生活质量中扮演着重要的角色：一个平和的心态可以让你拥有好的睡眠、情绪波动少、生活健康，当你的头脑里充满了纷繁杂乱的念头和思虑，就不能充分发挥全部潜能。

尤其是当负面的念头涌动时，内观自己的思考内容就格外重要。不能让自己被自我怀疑和担忧所压倒，大脑分不清想象中的事情与现实能做的事情。比赛前紧张、无法确定教练说的是否正确、担心被团队踢出局、担心自己无法完成长跑……如果处在这种忧心忡忡的状态，身体就会如担心的事情已经变成现实那般作出反应。

一旦你感觉到有负面的念头出现，请观察一下这个念头给身体带来的影响：脑和胃紧张吗？呼吸加快了吗？消极的、反复出现的念头让你感到恶心不适吗？你的念头决定了你的感受，你的感受反过来又影响你的念头。负面念头占领大脑，大脑被消极的情绪所支配，最后行为和健康也受到损害。

每当负面的想法充斥大脑，问一下自己："这个想法和分析真的有用吗？""真的有助于解决问题吗？""或许这仅仅是一种无休止的焦虑习惯？"如果不断地这样寻根问底，就可以内观到思考的本质及其影响生活的方式，当你意识到这些消极的想法对自己没有任何意义时，就能从头脑的掌控中解脱出来。

内观时请不要着急。最初，念头不会很快消失，即便你注意到身体内部产生了紧张感，如心跳在加快、胃在痉挛，大脑的思绪停不下来。但是，经过持续的练习，你将学会沉心静气，拿回控制权。所以，开始内观自己的思考活动吧，内观的次数越多越好，越难越要坚持。有时候，可以轻易地让大脑活动静下来，有时候又不能，思绪还越来越多，不管怎样，重要的是先内观负面想法对身体的影响，问一问自己："这种想法对我有利没利？"就是这样简单的一问，会让你更加认识自己，更好地感受生活。

如果你坚持观察自己的想法和它们对你身体的影响，浪费在无益的事情上的精力将会越来越少，头脑清晰、身体放松、人生更有劲头，然后会对发生在身边的事情更敏感。负面想法多了，不仅费神，还会成为压力、疲劳、头疼的原因。脑中的负面思考减少了，就会给积极的思考腾出空间，人生会迸发向上。

下面的两个例子可以琢磨一下。

迈克尔正在开车去参加一个重要的培训课，他很清楚自己可能会迟到。当他把自己的想法投射到现实中，他开始想象教练和队友的反应。因为担心迟到，他无法阻止这些想法在头脑里翻腾，交通状况也让他沮丧，他陷入这种负面想法而无法自拔，于是，身体开始紧张，头痛又发作，为了更快到达，他可能会加速驾驶。

艾伦也在开车去参加一个培训课，很可能也会迟到。他知道自己正在尽最大的努力准时到达那里，因此，他十分清楚不可能有更快的法子了，所以也就没有什么好担心的了。艾伦把注意力集中在呼吸上，观察着空气进入和离开身体时的流动，只是时不时地会想到迟到。当他意识到这些想法时，他问自己这些想法是否有帮助，在意识到焦虑只会使他紧张和分心后，他把注意力重新集中在呼吸上，保持镇静与放松。

现在来设想一下迈克尔和艾伦都被另一辆车堵住了路，迫使他们踩下刹车的情景。你认为他们两人对这种情景的反应会一样吗？迈克尔很可能被愤怒吞没，狂按喇叭；而艾伦可能选择不去理会，不卷入这种混乱局面给自己再添乱。

两个司机面对同样的问题，一个条件反射式地抓狂，另一个不去理会。毫无疑问，面对同样的问题，紧张或焦虑的人反应会更强烈，所以，保持内心的平和才能使人更客观地考虑情况，作出适当的反应，而不是被当下所消耗。艾伦有主动选择权，迈克尔只是本能反应而已。

和内观自己的思考活动同样重要的是让内心宁静平和。打磨这两种能力，竞争过程中进入心流状态的能力会提高很多。刚开始进行冥想练习时，很可能数秒后就杂念纷飞了，这是十分正常的，作为自然现象接受就可以了。因为多年积累下来的思考习惯不可能一下子就消失，需要时间纠正。教育、宗教、社会、人际关系、工作等人生经历，层层叠加构筑了你的思考方式，养成了坏习惯：知道怎样思考，但不知道如何停止思考。

每当此时，切记不要沮丧，很多人因为一开始无法控制念头便过早地放弃冥想练习，你也可能因为没法尽快地除却杂念而失去动力。请试着把练习仅仅看作练习，不要刻意追求一个确切的结果。

冥想的目的是能够自觉地意识到自己的思考，观察自己的思考活动，体验"此刻、当下"，训练专注力。过程中，念头产生往往是大脑的常态，每当念头涌现并想东想西时，应把关注力重新带回到呼吸上，或者把意识集中到身体内部的感受。

从中学到大学，以及工作的前几年，我非常热衷于思考。我相信思考是一件积极的事，但却无法区分哪些是消极无益的思考方式，哪些是积极有益的思考方式。大多数时候，我脑海里的思绪都是"自动驾驶"模式，漫无目的，丝毫没有意识到思绪像涓涓河流般源源不断，没有终点。如此兴奋的思绪让我的注意力经常被分散，为了取得好成绩，我需要花大量时间学习，可是发现自己往往很难记住学习内容，因为脑子里杂念充斥。在一次大学考试中，我花了三个月的时间在图书馆学习，考试前一小时，我又带着所有的笔记去了考场，准备做最后一刻的回顾，我的朋友特里也去了。特里之前根本没有为考试做任何准备，当我们都在学习商业课程的时候，特里把所有的学习时间花在了建立一个税收服务上，他借我的笔记只学了15分钟。当我观察到他心无旁骛、毫不费力的专注神态时，我开始意识到特里具有我没有的某种东西，那时的我，注意力很差，很容易分心，必须强制集中注意力。当考试结果出来，我有点震惊地发现特里的成绩和我的差不多，他在 15 分钟内完成的复习花了我三个月的时间。这正是高效、专注的心境与失控的心境之间的区别。

为了顺利通过毕业，我继续花大量时间学习，在这个过程中，经历了压力、疲劳和严重的呼吸问题，完全没有意识到是自己的心境出了问题。20 年后，特里的公司雇用了上千人，在商业和客户服务方面获得了无数的奖项。现在看来这一点也不奇怪。跳跃性思维来自充满活力、富有创造力和高品质的生命状态，拥有专注的心境可能是人生中最重要的财富，无关职业或生活方式。

大学毕业后，我在美国一家汽车租赁公司找到了中层管理工作。公司要求我们为了完成利润目标，必须严格执行各项计划并乐于奉献。我们学会了如何接听电话，如何向潜在客户做销售沟通，如何提高碰撞损害赔偿。目标必须完成，雇员必须管理，销售电话必须打。每个星期一的早晨，我都害怕去上班，24 岁的我活成了行尸走肉。我的内心从未平静过，压力越来越大，我越想逃离工作，却越是深陷其中。

就在我快要崩溃的时候，听说了一个关于个人发展的课程，并立即报了名。在课程中，讲师谈到了静心的重要性，并引导我们做简单的冥想。第一次课程之后，我注意到自己的感觉突然比以往清晰、清新，身体紧张感消失，内心变得平静，我第一次弄懂了何为寂静。走在回家的路上，我的思绪好像被放在了一边，把全部注意力集中在自身周围的景色、声音和气味上，虽然都柏林的格拉夫顿大街我走过很多次，但在那一刻我开始明白自己从来没有真正"去"过那里。之前我的注意力完全被脑子里的各种杂念所困，从街头走到街尾，无法记住街上的任何东西。当所有的注意力都囿于脑海里翻腾不休的各式想法与念头时，你根本注意不到身边的人和事物，只是活在自己的世界里。

第二天早上，我发现自己的心境又一次被各种杂念淹没，但是，自那一天起，那个难忘的经历始终铭记在心。这一顿悟发生在 20 世纪 90 年代末，在随后的几个月里，我努力把清净心态带进我的生活。在最初的静修过程中，我经历了许多起伏，有时候思绪如脱缰野马，有时候我觉得自己什么也做不好，但我现在认为安静的独处是最值得做的事。

我们习惯于相信为了效率和成功，必须马不停蹄地工作。这种认知成了现代社会生活的共识，这真是一个疯狂的社会，我们不是人型机器，我们是人！在我的研讨会上，学生们常常会惊讶地听我说，同样都需要付出艰辛的努力，如果让我在获取学位与减少思考活动之间做选择，我会毫不犹豫地选择后者。

我尽力使自己的生活处于冥想状态，自从开始练习冥想以来，我的思考活动已经减少了一半。现在，我的想法更具有实践性：设定目标，决定一套行动方案，着手去实现它们。因为我的脑海里有了足够的创意空间和解决方案，通过专注于自己的呼吸或集中注意力觉知身体内部的变化，一天中能多次进入心流状态。当然，消极的想法有时也会出现，我还是会很沮丧，也会时不时地生气。但当面对冲突与挑战时，我也毫不畏惧，因为这是生活的一部分。在自然界中，动物有时会打架，但在对抗之后，它们会分道扬镳，继续过自己的生活，而不是一连好几个小时都纠缠在一起。自然界如此，时间也是如此。然而，更多时候我们人类却不是这样：要么花大量时间留恋过去，要么焦虑地试图走向未来。如果我们所有的注意力都被惯性思维所消耗，怎么可能期望利用大脑的全部力量呢？

自从我学会了平和心境，生活中一个重要的改变是，面对挑战时我没有那么害怕了，而且能够更快地从挫折中恢复过来。意识到发生在脑海中的这种变化，我拥有了一个选择——是继续放任思绪纷飞，还是停止这种漫无目的的思绪消耗？在20来岁的时候，我从来没有意识到自己有这样一个选择，直到我明白自身才是思绪纷飞的囚徒，那时我无法区分"想象中的自己"和真实的自己。通过彻底地减少那些无益的想法，我的大脑现在可以自由地专注于我选择的任何事情。在41岁的时候，我的专心度、专注度、精力和快乐都比16岁时增加了10倍，而我所做的一切就是学会了如何停止思考。

我通过冥想掌握了三种简单的技巧。正是依靠这些技巧，我的人生发生了翻天覆地的变化。这三点分别是"轻呼吸""和身体融为一体""专注于'此刻、当下'"。这三种技巧帮助我提高了生活品质，减少了不必要的想法与思虑，通过活用直觉智慧，工作中也越来越有创造力。而这三种技巧的练习都很简单，可以很快学会，也很容易融入日常生活中。

经常练习这三个技巧来清空和重塑你的头脑吧。

通过轻呼吸进入心流状态

本书介绍的冥想是以轻呼吸到正确呼吸训练为基础。顺应呼吸的节律，让身体放松下来；这之后，头脑就能安静下来了。专注于吸气、吐气的动作，排除任何不必要的想法。

呼吸是人类与生俱来的一种生理活动，是联结心灵和身体之间的桥梁。为了在任何类型的体育比赛中进入心流状态，身体和头脑必须融合在一起，这样才能与比赛合二为一。感受一呼一吸有四个要点：鼻孔内部、喉咙内部、胸部动作、腹部动作。每个人专注的点会有所不同，通过练习可以找到自己最容易专注的那个点。

冥想的时候选择一个不被打扰的场所，上身坐直，闭上眼睛，开始关注呼吸。积累了丰富经验后，你可以在任何场合、任何状况中，做到专注呼吸，对身体进行内观。首先，一只手放在胸部，一只手放在腹部——就放到肚脐上部。感受一下空气从鼻子吸进来，再通过鼻孔流到喉咙，观察吸入空气的位置，是吸到胸部还是吸到腹部？每次呼吸时，是能感受到胸部的起伏，还是能感受到腹部的轻微起伏？这时，不需要改变你的呼吸，只观察就可以。最初，注意力很容易离开呼吸去想别的事情，不要责怪自己，把注意力拉回到呼吸即可。

然后，边观察呼吸边让身体放松，在心里，悄悄地对着胸部和腹部肌肉说："放松吧。"感受到身体柔软下来后，轻轻地放慢呼吸。这个时候要注意是否出现呼吸肌紧张而限制呼吸的状况，要放任身体回归自然状态。

练习的目标是把呼吸降低到轻度或中度的缺氧状态：能明显感觉到身体对空气的渴求，但不至于急迫的程度，如果出现腹部肌肉痉挛或呼吸节奏紊乱的情况，就是屏息过度，停止训练 15 秒，等呼吸恢复正常后再继续练习。这个呼吸训练需要持续 10 分钟。

所有类型的呼吸训练都有助于将注意力从头脑中转移到"此刻、当下"。制造轻度缺氧状态的练习，有助于减缓大脑的活跃度。因为是做专注呼吸的练习，所以感受屏息痛苦是最好的方式。轻呼吸的另一个好处是促进身体放松，这之后口腔唾液的分泌会增加。关于轻呼吸的详细内容可以回到第 4 章详细了解。

我刚开始用轻呼吸的方式进行冥想练习时，经常被各种杂念打扰，这是不可避免的正常现象。事实上，一开始你应该允许有杂念，经过不断练习，杂念会越来越少，每个杂念之间的静寂时间也会越来越长，人越来越祥和喜悦，洞察力也愈发敏锐。

定期做冥想练习，可以发现脑中的杂音越来越少。不会念念不忘过去的事情，也不会担心未来尚没发生的事情。

开始冥想 15 年来，我几度体验了"高贵的静寂"。所谓"高贵的静寂"是指连续 10 天，从早晨 5 点起床到晚上 8 点睡觉，这期间一直处在冥想状态。不接触车钥匙、电脑、电话和钱包。"高贵的静寂"过程中，舌头、思想都要求安静，也就是不说话、不思考。10 天静寂结束，我的头脑变得敏锐，冷静、警觉而专注。

冥想初学者，每天哪怕做短短 10 分钟的轻呼吸练习，也能给人生带来很大的变化，连续两周保持每天尽可能多次轻呼吸，体验专注力的力量，效果将更好。这里需要提醒的是，重要的不是延长冥想的时间，而是增加日常生活中轻呼吸的次数。

通过内观使身体进入心流状态

要专注于自己，需要把注意力从头脑中的各种念头转移出来，并与身体相融合。没有头脑的指挥，我们的身体仍然有一种智慧在完美运行，这种智慧远比头脑强大：人体成千上万的功能无时无刻不在智能化地运作着，脑力只是人体先天智慧的一小部分而已。人类身体里的先天智慧是难以置信的，只要我们不让大脑给它蒙上阴影，便都有机会领略这种智慧：把你的注意力从不断的思考上转移到内心，你就能从寂静中获得它。

西方社会很少把注意力指向身体内部，除非是有哪里不舒服的时候。很少有人感觉到是在用肉体活着，也很少感觉到身体里面的能量。肉体是联结人和能量的桥梁，如果到现在都还没有关注过自己的身体内部，那就慢慢开始吧。如果已经学习了轻呼吸的方法，下面这件事对你并不会很难。

首先，闭上眼睛，把注意力放在一只手上，用心去感受它。

你或许能感受到弥漫在手周围的空气温度，或许可以感受体内的细微变化。让这些感受保持一会儿，静静地观察它们，当你能感受到手内部的细微变化时，把这种感受扩展到手臂。现在，同时感受手和手臂两部分，这时不要分析、不要思考，只感受即可。

接下来，把注意力集中在你的胸部，内观 1 分钟左右。这时，你或许能感受到紧贴皮肤的衣服面料，或者你能感受到胸部散发出的热量；1 分钟后移向胃部，感受那里的紧张度。如果胃部紧张，想象它慢慢放松；再感受腹部周围的区域随着紧张的消失而慢慢变软。你的思维越活跃，胃就会越容易紧张。用你的想象力放松这个区域，让紧张感消失。

现在来感受双手、双臂、胸部、腹部的能量场。把注意力集中在这些地方，只要专注于身体，而不是脑子里，烦乱的思维活动就能逐渐消退，保持专注力在身体内部。稍加练习，你就能保持专注于身体任何部位的感受。而能够把专注力分散到体内任何地方，在训练和比赛中是特别有用的技巧，如果学会了这个技巧，就可以在需要的时候随时进入心流状态。

专注于"此刻、当下"来进入心流状态

跟随呼吸，注意力集中在身体内部，可以和眼前的一切瞬间成为一体。当下是生命真正展开的唯一时刻，你不可能活回去，也不可能穿越至未来。未来来了才会变成当下，全情投入当下，不要浪费生命。过去发生的事情、担心的事情、

"如果……就会……"等，被这些思维控制了的话，便不能活好当下的人生。

专注于"此刻、当下"的简单方法就是和周围环境融为一体。具体来讲就是用五官感受周围：用眼睛看、用耳朵听、用舌头尝、用鼻子嗅、用身体去感触，而不是依靠概念。感受的时候，忘掉分析和批判，不用分类贴标签，也不用比较，真实地感受周围的环境。把注意力从你的思绪中移开，环顾四周，就当是第一次看到这些东西。看的时候，同时倾听周身前后左右的各种声音；看和听的时候，感受自己的体重（不管是站着、坐着还是躺着）；感受脸上空气的温暖或寒冷，感受背部的衣服，感受一切。到了这个地步，你的感受就完全从思考中解放出来了，脑中的杂音全消失了，你回到了第一次看到世界的婴儿状态。就这么简单！

日常生活中通过放松进入心流状态

让大脑活动静下来，并不一定只是在坐着冥想的时候才可以实现，应该要使全部人生都处在冥想状态中。在日常生活中，注意力始终需要集中在呼吸和身体内部，即便看着电视，也不要把注意力只集中在电视节目上，要意识到自己的肉体感受。走路、跑步时，感受呼吸的自然节奏，关注身体的各个部位。随时用感官感受身体，一旦发现哪里紧张，就让那个部位放松。运动中如果肌肉紧张，那么运动效果既不好又消耗能量，因此，要学会识别身体紧张的部位，并用意识消除紧张。

想要看到肌肉完全放松的状态，就去观察猎豹全力奔跑的样子。它的腿部肌肉看起来完全放松，跑起来时柔软得如行云流水般毫不费力，能够在奔跑过程中完全释放自己的能量。下次跑步的时候，试一下不用脑子，而用身体去跑，用身体的所有细胞来跑，并与运动融为一体。运动起来后肌肉完全放松，就可以进入心流状态。在日常生活中不被思绪妨碍的瞬间越多，比赛时进入心流状态就更容易。

比赛时保持专注而冷静的头脑

假设一位台球高手连续击进 10 球入袋，每次都流畅利落地用白球碰中目标并进网，比赛变得不费力气且自然而然。基于这种成功体验，他会下意识思考下一次会不会进球，形成了打赌的意识，从而导致注意力被分散，很有可能致使接下来输掉比赛。

罗南·奥加拉（Ronan O'Gara）是前英式橄榄球联合会球员，曾效力于爱尔兰队和明斯特队，被认为是同时代最出色的边前卫，为爱尔兰赢回 4 个三重冠奖杯，为明斯特赢得两个喜力杯。他作为边前卫，在爱尔兰队历史上得分尝试最多，在英式橄榄球联合会达到国际测试赛上限的球员中排名第三。

这样一位出色的运动员，人们认为他一定时时充满自信，不断为每场比赛进取。而在一次接受爱尔兰国家电视台的访谈中，奥加拉说自己其实多想"大笑着享受参与运动的过程"，尤其在比赛前期准备过程中，他会"想呕吐、质疑一切、睡不着觉、情绪低落、需要去散步"，总是需要镇压内心的消极状态。这种赛前焦虑情况不只他一人会出现，其他优秀运动员也经常经历内心深深的紧张感。

　　这是体育界常被忽视的一面，也容易被人们常常注意到的力量、劲力、速度和技巧等外在所掩盖。在从事专业竞技体育10多年后，奥加拉逐渐安稳下来，尤其在临退役的日子越来越近时。"只有在最后18个月，我才发自内心地想要开始全身心享受这个运动，不去在乎能够留在场上的时间还有多少。"

　　为什么运动员在赛前会出现如此多的焦虑和紧张情绪呢？他们可能会产生百十种"要是……该怎么办"的想法：要是我当天感觉不好怎么办？要是我受伤了怎么办？要是我犯错了怎么办？要是我盯错人了怎么办？要是我录选失败怎么办？要是我场上表现糟糕而被踢出队伍该怎么办？比赛时任由想象力作乱，做各种可能出现情况的假设，只会分散注意力，使自己更加紧张焦虑。

　　事实上，有太多可能性是大脑根本想象不到的，而大脑也擅长制造比事实结果糟糕得多的假想。宇宙万事万物并非我们自己能够掌控，超出自己能力范围的事情去多想就是在分神。比赛前要给自己做好心理建设，把可能会出现的消极或经常出现的想法大概划个范围，心里告诉自己不要去想，而是专注于自己该做的事。

　　与其在大赛前的夜晚躺在床上沉思各种可能性，不如一个深度睡眠来得实际有效，后者能够帮助第二天表现更加出色。

在注意力集中的状态下，把时间利用在赛前规划上会事半功倍。赛前热身、训练日程、赛前预演及关于比赛技巧方面的讨论都能帮助运动员缓解压力，减少对不确定性的焦虑感。

时时监测自己思绪的有效性也是一种缓解手段。当同一个想法第无数次钻入大脑的时候应该自己反省这些想法究竟有何作用：它们能够生成问题应对策略或方法吗？还是只是单纯使人陷入无限循环的病态自我怀疑？追问想法的有用性可以帮助你分辨它们是有利于比赛的动员，还是重复出现的消极累赘。即使你本身无法避免无效想法的产生，仍可以通过镇定头脑及专注呼吸来减少过度思考。假如你觉得自己需要思考一点这种困扰性的问题，进行几次镇定的呼吸后便可以花几分钟来放任思绪在大脑中游走。总之，我们需要在消极想法和稳定心态之间找到一个空当来补充一些新想法——传递力量、创意、直觉，可有助于自然而然地解决烦恼。而这种方式也同样适用于缓解日常生活中的焦虑。

进行运动时不能仅仅任由动作发生——无论是打球、跑步、射击还是骑行，你要始终全神贯注于这项运动，保持高度紧张的状态，这样才能使自身感受在比赛时成为关注焦点。在平时训练时就要保证不丢失专注度，将注意力放在整个身体运动上，时时与感官保持联系。到了比赛时你就会忽略比赛的水平级别，而通过肌肉记忆顺利、轻松完成运动表现。具体方法如下。

比赛时，运动员要遵循内心直觉，发挥平时最自然的节奏，让肌肉记忆成为动作主导——退后多远、什么时候超越别人、下一步要做什么动作等；而到了最容易紧张、堪称生死攸关的时刻，专注于自己的呼吸，并利用呼吸来调动整个身心节奏。

通过呼吸恢复训练给大脑送去充足的氧气

运动员在赛前容易紧张是很正常的。适度的紧张有助于提高专注力，但是过分紧张则会引起呼吸过多，脑部供氧量减少。除了考试或比赛之外，平常生活中保持专注力和认知力也是非常重要的。

跟随自己的呼吸，将注意力集中到身体内部，运用下面介绍的呼吸恢复训练（见图 19），对减轻比赛前的紧张很有效。感到压力时，首先要短暂屏息，这个技巧对运动后的恢复和提高 BOLT 值也有效果，BOLT 值高，就不容易受到紧张情绪的影响。

小吸　　小呼　　屏息　　正常呼吸　　重复直到体温恢复正常
　　　　　　　2～5 秒　　10～15 秒

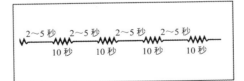

图 19　呼吸恢复训练

按照下面指示反复做短暂屏息的练习。

· 用鼻子小吸，用鼻子小呼。

- 用手捏住鼻子屏息 2～5 秒。
- 每次屏息后，做 10 秒钟正常呼吸（不要刻意控制，自然呼吸就可以）。
- 做 10 秒正常呼吸后再做屏息。
- 这个练习至少坚持 15 分钟。

前文讲过，静处时 BOLT 值不到 20 秒的人通常处在长期换气过度状态。很多运动员为了消除紧张会做大呼吸，而且大部分运动员认为大呼吸是有益的，但是想提高运动状态，增加呼吸量完全没用；想充分发挥自己的潜能，必须给脑部送去足够的氧气。掌握有效的呼吸方法，心肺功能增强后，便能给组织和器官运送充分的氧气，BOLT 值最低也能达到 40 秒。

改变呼吸，可以获得高质量的睡眠

为了平心静气和提高专注力，必须拥有高质量睡眠，尤其是在考试前或比赛前。BOLT 值在 20 秒以下、睡眠时用嘴呼吸的人，会出现以下症状。

- 打呼噜。
- 睡眠呼吸暂停症候群。
- 睡眠障碍。
- 失眠。
- 睡前思绪万千。

- 噩梦。
- 出汗。
- 早晨 5～6 点因想上厕所醒来。
- 早晨起来时口中干燥。
- 早晨起来时脑子不清醒。
- 起来时还有疲劳感。
- 白天感觉疲劳。
- 无法集中精力。
- 上气道或下气道不协调。

　　睡眠时用嘴呼吸是大量流失二氧化碳的原因，再加上没有享受一氧化氮的好处，早晨起来时 BOLT 值明显下降。要改善睡眠时的呼吸，可以在白天和睡前做轻呼吸到正确呼吸训练。特别记住，要在睡前进行。

　　睡眠时改掉嘴呼吸的方法有如下几种。

- 睡前 2 小时内不吃东西（消化活动会刺激呼吸增加）。
- 寝室温度不要太高，做好通风。在太热的房间呼吸量会增加（也不能太冷）。
- 趴着或侧躺睡觉（仰卧对呼吸没有限制，是最不好的姿势）。
- 睡觉之前有意识地闭着嘴（或者在嘴上贴胶布）。
- 睡觉前做 15～20 分钟轻呼吸到正确呼吸训练（这一点最重要，可以让心平静下来，在紧张的状态下也能睡个好觉）。

第三部分

健康的秘密

第 9 章

不用节食，改变呼吸方式就能减重

大部分只在周末运动的人，目的无非是健康减肥、提高自信、消除压力。运动肯定有益于健康，而且有助于减肥，但运动并不能解决所有问题。只有摄取的能量低于消耗的能量时减肥才有效，除此之外别无他法。所以不能只关注运动，还要关注饮食，但是大部分人在饮食上面做不到节制，结果瘦下来后又胖回去，反反复复。

减少呼吸量，体重也会减轻

我花 10 多年的时间观察了通过控制食欲成功减肥的人们。他们之所以能够控制食欲是因为减少了呼吸量，这些人在两周内能减掉 1～3 千克，而且对加工食品的欲望会降低，对健康食物的兴趣会增加，也比以前更想喝水，更具吸引力的是，这种减肥不痛苦，不费力。很多时候，体重减轻只是一个副产品，通过呼吸训练消除哮喘、焦虑、打鼾之后，体重自然就降下来了。我对于饮食的建议是，饿了就吃，饱了就不吃。

托马斯过了 50 岁后，体重达到了 120 千克。当时爱尔兰经济不景气，托马斯的生意也不好，让公司业务重回正轨的压力使得他比以往任何时候都爱吃爱喝，几乎每天晚上他都会去当地的酒吧和朋友聚会来排遣郁闷，两年内，托马斯被诊断出患有高血压和 II 型糖尿病。

多年来，托马斯一直过着舒适的生活。年轻的时候，他喜爱运动，经常锻炼身体，现在，他发现自己陷入了一种恶性循环：情绪低落，无法集中精力，生意也越做越差。在一位关系亲密的朋友突然去世后，托马斯决心要"改变生活"。托马斯请我帮他减轻压力时，改变现状的愿望非常迫切："我的生意把我彻底击垮了，晚上根本无法入睡，甚至连想都不敢想。"我决定通过呼吸训练来帮助他恢复健康，随着能量和专注力的增加，其他问题都会迎刃而解。

托马斯的 BOLT 值只有 8 秒，有着典型的压力和焦虑症状：用胸部进行大幅呼吸，并经常叹息。

第一步是让他养成鼻呼吸的习惯，白天夜晚都要用鼻子呼吸，并抽出时间进行放松与冥想，做轻呼吸到正确呼吸训练。对患有糖尿病、高血压的人来说，做减少呼吸量训练时，缓慢开始是非常重要的，因为不能给身体增加不必要的负荷。一般来说，减少呼吸量后血糖值会下降，这虽然是好事，但也不能操之过急。需要特别强调一下，患有糖尿病、高血压的人，进行呼吸训练之前一定要征求医生的意见。

托马斯的训练内容如下。

- 进行 10 分钟轻呼吸到正确呼吸训练。作为一组训练，白天做 4 次，睡前和起床后各做一次。
- 一天中一有机会就用 1～2 分钟观察自己的呼吸，以抑制思虑过度。
- 睡觉前嘴上贴胶布以确保夜间睡眠也用鼻子呼吸。
- 每当感到压力和焦虑时做呼吸恢复训练。
- 每天闭嘴走 30 分钟。
- 关注自己的食欲，只在饿时吃东西。
- 减少饮酒量（第一周每晚最多 2 杯，第二周开始隔一天喝一次）。

托马斯刚开始对这个方法是否有效持怀疑态度，因为这与他接触到的方法是完全相反的，大部分压力咨询师为了减轻压力都建议他深呼吸，减少呼吸量的方法看起来与之背道而驰。

第一次会诊后，托马斯进行了呼吸恢复训练：屏息 5 秒钟，然后正常呼吸 10 秒钟，连续做 5 分钟后休息；之后进行的是轻呼吸到正确呼吸训练。我让托马斯把手分别放到胸部和腹部，轻压以减缓呼吸，造成轻微的缺氧状况。这个训练只进行了 3 分钟，因为屏息实在是太难受，但就这几分钟的时间托马斯还是体验到了压力从头部消散的感觉。我十分肯定这就是转折点：减少呼吸的短短几分钟里，血流通畅情况得到改善，氧气能被顺利输送到身体的各个角落。有了切身体验后，托马斯相信我的方法确实有效。

之后一个月，托马斯每周会来我这儿一次，他的 BOLT 值稳步上升，到第四周时已经达到 27 秒，睡眠质量大为好转，早晨起来精神抖擞，整体的健康状况明显改善。同时，血压、血糖值也下降了，医生给的处方药量也减少了。

对托马斯来说还有一件高兴的事情，那就是食欲比以前大大降低，平日几乎也不喝酒了。压力减轻后，他不再暴食暴饮，体重也减了 20 多千克。朋友和邻居发现了托马斯的变化，都说他看起来健康多了。之后我和他又见了几次，虽然 BOLT 值上升速度变缓，但比起当初，托马斯整个人完全变了样，而且他自己的感觉也非常好。

托马斯的案例让我印象深刻，尽管有那么重的负担与困难，他还是取得了很大的收获。他忠实地执行我的训练课程，遵照指导完成每项练习。通常问题越严重越能被认真对待，因为重获健康的欲望相对更强烈，痛苦可以成为最有力量的动机。当然，在最坏的状况来临之前采取行动才是最好的选择。

肥胖人士的呼吸方式都有问题

本章主要考察呼吸和饮食之间的关系，而不是告诉你该吃什么或不该吃什么。当然，有些食物有最佳食用量，有些食物应该完全从食物清单中被剔除，这些内容在健康或减肥的书籍中都能查阅到详细记载，在此不赘言。我要说的是，与其关注饮食，还不如思考一下一直不能成功减肥的理由，答案或许比想象中要简单得多。

我们不吃东西可以活数周，不喝水也能活几天，但是没有空气就只能活几分钟。就生存的重要性而言，空气排第一，水排第二，食物排第三。可是无论是医学专家、职业运动员，还是普通人，比起呼吸他们似乎更关注食物。如果转换一下关注的顺序会怎样呢？ BOLT 值提高 10 秒，食欲就会有变化；BOLT 值提高到 40 秒，你的人生就会发生变化!

BOLT 值提高之后，食欲会变正常，体重也会随之恢复正常，这可能和很多因素有关，如血液 pH 值变正常，模拟高海拔训练起效，又或者仅仅因为放松，压力减少而不再情绪化进食等。在这一节将一一分析上述要素，来说明呼吸优化训练有助于减肥的理由。

肥胖人士一般都有不良呼吸习惯，如长期呼吸过度、经常叹息、嘴呼吸或胸式呼吸。体重增加通常会引发呼吸粗重现象，不仅是运动时，静处时也一样。根据我的观察，呼吸量和食物消化之间的关系是十分明显的，问题在于，是因为食用了加工食品或酸性食品导致呼吸量增加，还是因为呼吸量增加了就想吃加工食品或酸性食品？按我的经验，呼吸和体重也相互影响，不管改变哪一个，这个恶性循环都可以被切断。

切断恶性循环，就可以瘦下来

前文已经讲过，pH 值是衡量物质酸性或碱性的指标，用 1～14 数值表示。酸性最大值是 1，碱性最大值是 14，中性值是 7。第 1 章讲过，控制血液 pH 值的是二氧化碳，人体会努力保持一个平衡状态，包括血压和血糖。正常的血液 pH 值在 7.35～7.45 的狭窄范围内波动，肺和肾脏时刻监视着 pH 值，一旦 pH 值低于 7.35，将引发呼吸量增加，肺监测到后就要呼出更多的二氧化碳来让 pH 值回到正常。血液趋于酸性的原因可能是吃了加工食物或酸性食物，导致呼吸沉重、腹胀、嗜睡和体重增加。相反，患有长期换气过度症状的人，呼出大量的二氧化碳，血液的 pH 值会上升并呈碱性，最后超过 7.45。由此可以得出一个呼吸过多和体重增加之间的关系假设：为了让碱性化的血液恢复正常，需要酸性的食物给予补偿。因此，正确的呼吸和饮食习惯能帮助保持 pH 值的平衡。

人类经过漫长的进化可以从容应对突发情况引发的压力。一旦出现突发情况，身体就会进入"战斗或者逃跑"模式，应激状态下呼吸量相应增加；一旦突发情况解除，呼吸量将回归正常，血液中二氧化碳会增加，pH 值也恢复正常。但是，如果这个压力是长期的，就会因长期换气过度而导致血液长时间处于二氧化碳缺少的状态，意味着血液的 pH 值不能回到正常状态。

一般来讲，碱性食物对身体健康有利，水果和蔬菜可以多多食用；相反，动物蛋白、精制和加工食品等要尽量减少食用。事实是，我们很多人都知道哪些食物对身体有益，哪些对身体无益，却往往抵抗不了加工食品和甜品的诱惑。我们能做到只吃对身体有益的食物吗？或者，我们真的能抵制来自不健康食品的诱惑吗？

一次又一次，我目睹了我的客户们饮食上的惊人变化，他们在学会减少呼吸后，通常并没有刻意限制饮食或用意志力控制食量，却成功地将体重降了下来。这些人在解决了不良呼吸习惯，并将他们的 BOLT 值提高至少 10 秒后，他们的饮食习惯自动改变了：放弃加工食品，偏爱健康食品。这就引出了一个问题：在大多数减肥项目中，呼吸可能是被遗漏的那一环吗？

切断加工食品和呼吸过多之间的恶性循环肯定有助于食欲变回正常并减轻体重，但是就减肥和呼吸之间的关系而言，还有其他因素需要考虑，比如模拟高海拔训练。

模拟高海拔训练能够帮助减肥

自 1957 年以来，科学界发现，生活在高海拔地区的动物体重会变轻。夏尔巴人和其他永久居住在高海拔地区的人通常比生活在海平面的人更瘦，基于这一观察的很多研究认为，在高海拔地区生活能有效减肥，理由似乎是高海拔地区氧气稀薄有助于人们降低食欲。

在对小鼠的实验中发现，降低血氧饱和度的话体重会变轻，同时，血糖和血液中的胆固醇也降低了。研究人员推测是肾脏生成的 EPO 数量增加了。这一发现与呼吸优化训练的功效是一致的，因为屏息训练能让 EPO 升高 24%。

当然，不可能所有的人都去高海拔地区生活，何况想要享用高海拔地区生活的好处也并不一定非要爬山不可。如同前文所说，呼吸优化训练中减少呼吸量的训练、运动和屏息相结合的训练、静处时减少呼吸量的训练等，可以在低海拔地区模拟出高海拔地区的训练效果。

BOLT 值不到 10 秒的人，或者患有某种疾病的人，可以从养成鼻呼吸的习惯开始入手。在白天和夜晚都习惯鼻呼吸后，再进行轻呼吸到正确呼吸训练，以 10 分钟为一个训练单位，每天进行 4 组训练，让呼吸量恢复正常，BOLT 值提升，甚至能开启食欲正常且体重减轻的契机。

BOLT 值高于 20 秒的相对健康的人，除了上述训练，还可以在运动时做模拟高海拔训练。散步、慢跑、跑步时屏住呼吸，制造中度缺氧的状态，使血氧饱和度降到 94% 以下，从而有效抑制食欲。只需将这些练习融入现在的训练计划中，就能让现有的训练更容易且更持久。

模拟高海拔训练可以减轻体重的另一个原因是，散步或慢跑时进行鼻呼吸可以增加血液的氧气供应；屏息训练则能让血液每隔 1 分钟左右处于无氧状态，在无氧状态下，身体被迫提取储存的脂肪来燃烧卡路里以提供能量。这样一来，有氧运动与无氧运动交替进行，促进卡路里燃烧，体重自然就减轻了。

冥想训练可以安定情绪，远离暴饮暴食

最后，食欲和体重的增加还有情绪和心理因素的影响。压力积攒下来会导致暴饮暴食，食物有安定情绪、慰藉孤独、消除怒火等功能，金钱或人际关系问题也容易让人暴饮暴食。相信很多读者经历过因无聊、压力过大或情绪低落而选择多吃东西的体验，这几乎是无意识的习惯，如同抽烟的人无意识地点燃烟支一样，或有的人下意识打开冰箱或橱柜抓起东西就吃，尽管自身一点也不饿。

明尼苏达大学的研究小组收集了 12 000 人的数据，来分析心理压力和健康行为之间的关系。结果显示，压力大的男女有抽烟、吃脂肪多的食物、不运动的倾向。也就是说，想减体重，减少压力是有效的途径。这正是我在书中频繁强调把意识从思考转向关注身体的最重要原因，要始终关注呼吸与当下，不要思虑乱七八糟的事情。

当注意力集中在身体内部的感受与呼吸时，焦虑、压力及胡思乱想自然会消失，人类在几千年前就开始了冥想实践，现在很多研究已经证明冥想有助于减肥。通过运动和食物控制减下几千克虽然很容易做到，但人们最终的梦想是长久保持理想的体重，没有哪个人愿意花一辈子时间与节食作战。

本书中轻呼吸到正确呼吸训练就是特别设计，来帮助人们把注意力从思想转移到身体，这个练习坐着或躺着都可以进行，必须将注意力集中在呼吸上，并慢慢地让呼吸减少，产生轻度的缺氧状态。观察呼吸，将呼吸放慢，直到给全身带来一

种放松的感觉，这本身就是一种冥想，能减少脑细胞的兴奋性和压力。

冥想可不等同于盘着莲花腿坐在角落里口念"唵咪吽"。首先，需要找一个安静的地方坐下，这样就可以专注于观察自己的呼吸，随着时间的推移，这种练习可以融入生活的每个方面。正如第8章所述，把注意力从头脑中转移到当下时刻，生活本身便成为一种冥想。当我们的心灵被忧虑和压力盘踞时，是无法体验生活的。人不单拥有一个脑袋，事实上，要时刻想象自己是没有脑袋的。无论参加什么活动，把注意力从头脑转移到身体、活动上，成为活动本身。同样的道理，也可以将此应用到饮食习惯上。

改变呼吸法，德西成功减肥4.5千克

41岁的德西自称为"天生的操心命"。作为长女，她从孩提时代就对家庭和弟妹有强烈的责任感，感到必须保护家族和兄弟姐妹，父母们从她小时候开始就希望她能成为弟弟妹妹的榜样。在学校，德西的学习成绩和体育均名列前茅，成绩不是A就很难接受，偶尔拿了C，父母和德西自己就会很烦恼。每当这时，父母为了警醒孩子们，会把德西的成绩单贴在冰箱门上。

我在6周前接到德西的电话，她说自己气喘得厉害，开车中出现了目眩，担心是不是得了什么重病。因为德西的声音听起来很忧虑，我让她第二天就过来。她描述了呼吸变化

的前后状况，她为了消除压力经常狂吃东西，体重激增更打击了她的自尊心，加上从早到晚担心气喘症状，她觉得必须要改变了。

我测量了德西的 BOLT 值，结果只有 10 秒。她基本上算鼻呼吸者，但习惯胸式呼吸，叹息也多。我和她说明理想的呼吸是眼看不见耳听不到的、使用横膈膜的静静的呼吸。有很大压力时的呼吸与此正相反，会导致呼吸过多等一系列问题。所以，德西首先需要掌握慢而轻柔的呼吸，让身体各个部位放松。

最初的方法是把手分别放在胸部和腹部，感受自己的呼吸。意识到自己的呼吸之后，下一步就是缓慢地减少呼吸量，然后将轻度缺氧状态坚持 2 分钟。德西一开始对缺氧感到恐惧，于是我缩短了训练时间好让她逐渐适应。2 分钟训练改为 1 分钟，做了 3 组。每组训练之间休息 1 分钟。德西很快就适应了减少呼吸量的训练。

下一步是步行中的屏息训练。闭嘴走 1 分钟，鼻子缓慢吐气后，用手指捏住鼻子走 10 步。屏息结束后，接着鼻呼吸走 1~2 分钟。然后用鼻子缓慢吐气，再捏住鼻子屏息。德西很快就习惯了这个训练，屏息可以走 15~20 步。每次增加步数，我都在一旁观察德西的呼吸是否变乱。在步数增加到 30 步后，即便有轻度的缺氧感受，德西也丝毫没感到恐惧。对德西来说，走路比坐着更容易上手，因为她知道缺氧只是暂时的。

因为德西进步显著，我们决定对呼吸方式进行根本的改变，从胸式呼吸改为腹式呼吸，消除长期换气过度的症状。这个训练是站着进行的，因为伸展的背部更利于腹式呼吸。训练顺序如下。

- 吸气——腹部缓慢隆起。
- 吐气——腹部缓慢瘪进。

把注意力从胸部移到腹部后，德西很顺利地完成了胸式呼吸到腹式呼吸的转换。再下一步就是逐步减少呼吸量，减缓呼吸节奏，制造一种舒适的缺氧状态。德西是以轻呼吸 3 分钟、屏息 1 分钟的方式进行的训练。这个训练做了三组，休息片刻后再次测试 BOLT 值，发现上升到 23 秒。仅仅做了一次 1.5 小时的训练，BOLT 值便从 10 秒上升到 23 秒。

德西说自己心沉静了下来，头脑清晰，也可以控制呼吸了。通常 BOLT 值不可能如此急剧上升，但也有像德西这样的特例。我告诉德西，急剧上升的 BOLT 值或许几个小时后还会下降，但只要坚持训练就一定会上升。

几周后，德西告诉我说她有一天感到极度口渴，喝了好多水，就像把身体长期以来饮用的碳酸饮料替换成纯净水一样。从自己进步中获得自信的德西，心更加沉静，能量增加，不再依靠食物来寻求安慰了。仅是改变呼吸法，德西的体重便减掉了 4.5 千克。

德西的故事告诉我们，实施呼吸优化训练，仅仅改善呼吸方式就可以提高 BOLT 值，让食欲回归正常。所以，要学会倾听身体的声音，读懂身体的语言，不要为了消除寂寞或排解压力去吃东西，只在真正饿了的时候才吃，三餐之外还想吃东西时，问问自己："我是真的饿了吗？"坚持只在身体确实饥饿时才吃东西，由此，食欲回归正常、体重减轻、减掉的体重不再反弹等会变得非常简单。

第 10 章

减少呼吸量，远离伤病与疲劳

我的弟弟李和他的妻子玛丽生活在爱尔兰的纳文镇，两人都 30 岁出头，有两个孩子。他们的工作、生活、社交均以体育运动为中心，都热爱长跑，隔几周就参加铁人三项运动或马拉松，有时也参加超级马拉松，大部分人看他俩简直就是运动疯子。我还有个弟弟叫戴维，从不做任何体育运动，常从报纸上剪裁运动过度有损健康的新闻报道故意寄给弟弟李，对讨厌运动的戴维来说，跟热爱运动的人讲运动有害健康是再开心不过的事了。

确实有过度运动可能对身体不利的证据，有些运动员在年轻时得重病或早逝。尽管健康专家都承认运动有益健康，但是否真的存在"运动过度"一说呢？

澳大利亚金·霍恩癌症治疗中心的理查德·埃普斯坦

（Richard Epstein）教授和卡瑟琳·埃普斯坦（Catherine Epstein）教授研究了寿命和成功之间的关系。他们分析了 2009 — 2011 年登载在《纽约时报》杂志中关于死亡的 1 000 份报道资料，然后发现，军人的平均寿命为 84.7 岁，实业家的平均寿命为 83.3 岁，政治家的平均寿命为 82.1 岁，运动员的平均寿命为 77.4 岁，在这几类人群中运动员的寿命最短。77.4 岁虽不能说早逝，但是为什么与其他几类不以锻炼身体为职业的人相比，运动员的寿命反而更短呢？

报告中指出，剧烈的运动会增加机体氧化，导致过早衰老、心脏损伤和老年痴呆。从古至今都在说为了健康最好去运动，那么，什么状况下运动会不利于健康呢？更重要的是，如何才能避免运动的害处而只享受运动的好处呢？答案就是，运动时控制给身体带来的负荷，即防止氧化应激。氧化应激是体内过多自由基攻击机体的结果。

呼吸量增加，身体容易疲劳

自由基是新陈代谢活动中氧气分解产生的小分子。每个人都会因为呼吸产生一定数量的自由基，正常数量的自由基不会对身体造成损害，因为身体的防御系统能够用抗氧化物质中和自由基，如谷胱甘肽、泛醌、类黄酮、维生素 A、维生素 E 和维生素 C。但当自由基过多，体内抗氧化物质不能有效中和自由基时，细胞就会受到损害，我们的健康因此受到不利影响。这就是所谓的氧化应激。

　　自由基非常活跃，经常攻击其他细胞并破坏组织，给脂肪、蛋白质、DNA 带来损害。运动时因为呼吸和代谢增加，机体比平时生成更多的自由基，打破了自由基与抗氧化物质的平衡状态，出现肌肉无力、疲劳、锻炼过度的症状。

通过屏息训练，身体变得不易疲倦

　　有关运动效果的研究报告指出，定期进行有氧运动、马拉松运动及其他激烈竞赛后，抗氧化物质会减少，自由基会增加。纪尧姆·马修弗（Guillaume Machefer）研究团队进行了极限跑步运动是否会降低血液抗氧化能力的研究，并将论文发表在《美国营养学》期刊（*Journal of American College Nutrition*）。他们抽取了 6 名训练有素的运动员的血液，这六名运动员参加了一场名为"沙滩马拉松"的超级马拉松比赛。这场比赛被认为是陆地上最艰难的运动之一，在撒哈拉沙漠里，参赛者必须在 6 天内跑完相当于 6 个常规马拉松距离的赛程，而且比赛中的食物得自己背。在比赛结束 72 小时后采取血样，检测结果显示"血液中抗氧化能力显著改变"，并得出"如此极限的运动是破坏氧化作用和抗氧化作用力量平衡的原因"。

　　为了应对抗氧化物质和自由基之间的不平衡，研究提倡运动员定期摄取大量的抗氧化物质。乍一看这似乎是一个合理的建议，但是食用含抗氧化物质的膳食来减少氧化应激和运动诱发肌肉损伤的研究，其结论迄今为止仍是好坏参半。

有一种完全自然的方法能防止自由基的过度积聚，就是屏住呼吸并增加 BOLT 值。这种方法不用花钱，安全无毒，而且没有营养品那样的争议，为防止氧化应激提供了有效的保护。呼气后屏息能让血氧饱和度下降，乳酸也随之减少，与此同时，血液中的二氧化碳浓度上升，伴随着氢离子的积聚，血液进一步酸化。反复进行屏息训练，可以抵消乳酸的影响，减缓血液的酸化，运动员不易感到疲劳，还可以再提高运动强度。

一个历时 30 年的研究调查了运动诱发氧化应激的缓解因素，并考虑了不同类型的活动、持续时间、强度和个人能力。根据身体状况和训练习惯，正确的体育锻炼当然需要因人而异，但大量研究结果表明，通过定期锻炼和屏息训练，可以有效避免氧化应激。身体非常善于适应持续的锻炼活动，但不总是能迅速地作出反应，以保护自己不受高强度运动所产生的大量自由基的突然攻击。每周锻炼几次，以一种适度、舒适、容易恢复体力的强度进行运动是提高身体天然抗氧化防御能力、减少氧化应激的最好方法。如果你只是在周末进行剧烈运动，而其他时间则很少或基本没有锻炼，那么你的运动就可能弊大于利。

只要强度和持续时间是逐渐增加的，即便是更为严格的训练也能抑制氧化应激。例如，为了应对氧化应激，运动员需用足够的时间来做赛前准备。研究表明，训练有素的运动员完全可以应对激烈的训练或比赛产生的氧化应激，事实上，轻度的氧化应激甚至可以提高抗氧化防御能力。

减少呼吸，增强身体的抗氧化能力

运动时呼吸量增加虽然是自然现象，但 BOLT 值低的人比起普通人，其呼吸会更急促些，结果生成的自由基相对就更多。另一方面，BOLT 值高的人呼吸量比普通人少，产生的自由基也少，遭遇肌肉损伤、疲劳、过早衰老的风险也小，甚至有可能延年益寿。屏息训练给人们提供了一种简单有效的方法，来增强进行高强度锻炼的运动员的抗氧化能力，并且可以很容易地融入常规训练中。

艾伦是业余自行车运动员，20 岁出头，生活在爱尔兰的西海岸。天性好强，目前获得了许多比赛冠军，经常战胜比他更有经验的选手。艾伦到我这里来是因为他有时在比赛结束 30 分钟后才能恢复正常呼吸。呼吸恢复需要那么长时间，绝对是因为比赛中的负荷过重。果不其然，他测试出的 BOLT 值只有 15 秒，这个 BOLT 值说明艾伦的呼吸量肯定过多。激烈运动后很长时间气喘，是因为身体要消化过多的呼吸量。我向艾伦解释："你确实锻炼得不错，具备拿冠军的能力。但这是强迫身体作出牺牲的结果。"当时他受苦于干咳和感冒，如果继续以这样的方式做剧烈的运动，结果就不止于干咳和感冒这类不痛不痒的症状了。

我建议艾伦将自行车运动与自己的身体能力相匹配。BOLT 值最低也得达到 35 秒以上，呼吸量必须和代谢需求一致。训练中尽量用鼻子呼吸，嘴呼吸只是在万不得已的时候才会使用。人的鼻孔比嘴小，鼻呼吸肯定能减少呼吸量，能否维持鼻呼吸是判断运动负荷的一个基本标准，不能维持则说明训练负荷超过了自己身体所能承受的程度。这是既安全又易于实施的简单方法，可以缓慢但稳定地提高 BOLT 值，之后随着 BOLT 值升高就可以再逐步提高训练强度。

一种小型陆生哺乳动物向我们成功展示了如何抵消氧化应激的负面影响。在过去的几十年里，科学家们研究了裸鼹鼠。这是一种看起来像热狗的又秃又盲的小生物，有牙齿，寿命长达 28 年——几乎是其他啮齿类动物的 8 倍。裸鼹鼠生活在东非，当地农民认为它是一种害虫，因为它会在农田地下打洞穴，吃田里的蔬菜作物。

与其他啮齿类动物相比，裸鼹鼠的呼吸频率非常低，它生活在拥挤洞穴里，那里氧气非常少，二氧化碳含量又高，因此，裸鼹鼠是"少即是多"呼吸理论的完美例证。可以说尽管从出生起就生活在高氧化应激环境里，裸鼹鼠仍然保持着良好健康和长寿状态，而且在过去的这些年里，科学家反复研究这种极其丑陋的动物后发现，它们从来不会得癌症。甚至当科学家给其注入致癌物质时，也不能让它们得病。裸鼹鼠对癌症免疫的确切原因尚不清楚，但一些科学家希望借此找到治愈人类癌症的方法。与自然的制衡体系合拍似乎是长寿和健康生活的关键，裸鼹鼠这一点做得非常棒。研究人员已经发现，高二氧化碳浓度有可能抵消高氧化应激的负面影响。

受伤或休整时的健身

对运动员来说，受伤是巨大的损失。不仅要经受肉体上的伤痛，还削弱了斗志，并且体能也会因受伤而下降。尽管停止常规的锻炼并休息几天可以提高成绩，但几项研究表明，大约连续四周的休息，停训就会出现下列负面影响。

- 体重增加。

- 体脂增加。

- 腹围尺寸增加。

- 最大摄氧能力降低。

为了提高最大摄氧能力、保持身材，运动员进行了艰苦卓绝的训练，可一旦停训，停训结果就会让其心灰意冷，尤其是同样的事反复发生时，更会让人觉得前途黯淡。对一些人而言，剧烈的训练正是反复受伤和停训的原因，受伤了就会出现炎症，产生大量的自由基，进一步加重肌肉损伤。实际上，存在防止训练过程中失误受伤的方法，也有即便受了伤也可以进行健身的方法，呼吸优化训练不仅可以降低受伤的风险，还可以防止由于受伤导致的运动能力下降。

同时，进行轻呼吸到正确呼吸训练和屏息训练，能提高最大摄氧能力和血液携氧能力，抑制乳酸的增加并改善血流。这样的组合训练，即便受伤也能在一定程度上保持良好的体能状态。

　　呼吸优化训练的一个重大好处是，不仅可以在动静两种状态下进行，还可以在受伤的状态下进行训练。慢走时进行屏息训练，甚至能获得某些高强度运动才有的效果，改善静处时和运动时的呼吸，一定能提高整体健康状况及运动水平，不仅如此，还可以降低受伤的风险，实现过去从没达到过的运动状态。

第 11 章

减少呼吸量可以强健心脏

2001 年 9 月 11 日上午，我接到妻子西尼德打来的电话，她让我打开电视新闻。听到纽约五角大楼发生的事情，一阵寒意瞬间穿过我的全身，就像灾难发生在自己家旁边一样深受打击，我和西尼德刚刚在三个月前参观了那座美丽的城市。

就在同一天，另一场悲剧发生了，尽管它没有像恐怖袭击那样被媒体广泛报道——这一天，仅在美国就有 3 000 人因心脏病和脑溢血失去了生命，这是美国健康三大杀手中的前两名。同样的悲剧在 9 月 12 日和 13 日仍在发生，而且持续到今天。双子塔的倒塌将永远铭刻在人们的记忆里，但心血管疾病的受害者只会被他们最亲近的人记住，我们无法预测"9·11"这样的灾难性事件何时会发生，但我们可以通过关注自身情况尤其是心脏健康，享受生活与亲人的陪伴，健康长寿。

　　已经知道保持血管健康的方法还不够，真正能够实施它便可以健康长寿。本章将探讨一氧化氮的作用，以及相关呼吸技巧——以保持良好的心血管系统健康。

　　1867 年，瑞典化学家、发明家、实业家阿尔弗雷德·诺贝尔（Alfred Nobel）将硝化甘油混进硅胶，发明了比硝化甘油单独使用更为稳定的炸药。尽管他的发明最初是用于爆破石头，但后来却成了战争和毁灭的代名词。数年后，医生们发现同样的化学物质能有效地降低高血压，治疗心血管疾病，如心绞痛。硝化甘油进入人体后分解出一氧化氮，能为心血管健康提供惊人的好处。诺贝尔晚年得了心脏病，医生给他开了硝化甘油的处方，但他拒绝服用，还给朋友写信说："这真是命运的讽刺，他们给我开硝化甘油在体内服用！还取名为特里特林，避免吓到化学家和公众。"遗憾的是，诺贝尔错失了具有如此巨大破坏力的物质进入人体后的好处。

　　1896 年，诺贝尔因脑溢血去世。根据他的遗嘱，大部分财富用来设立诺贝尔基金，"奖励那些给人类带来巨大贡献的人"。没人知道诺贝尔奖的本意，包括爱因斯坦在内的很多人士认为，诺贝尔是为了减轻良心上的自责而促进世界和平。为了消除发明炸药的负面影响，诺贝尔希望每年都进行盛大的仪式，表彰那些为人类作出巨大贡献的人们。

呼吸所产生的一氧化氮能预防心脏病

　　或许是命运的捉弄，诺贝尔去世 100 年后，罗伯·佛契哥特（Robert F. Furchgott）、路易斯·J·伊格纳罗（Louis J. Ignarro）、费瑞·慕拉德（Ferid Murad）三人因发现了一氧化氮能促进心血管系统健康而获得了诺贝尔生理学或医学奖。当年诺贝尔要是听了医生的建议，或许还能多活几年。

又被称作"万能分子"的一氧化氮，产生于体内全长 10 千米的血管中，此外鼻腔的鼻窦血管也生产一氧化氮，一氧化氮给血管传递"放松、扩张"的信号。一氧化氮过少，血管就会变细，心脏为了把血液送达到全身，不得不增加压力。想要形象点理解，可以想象浇花的水管有一处打结了，水遇阻力不能自由流动，要想让水从另一头出去，就必须加大送水的压力。持续的高血压让动脉血管受损，导致斑块和胆固醇的积聚，也可能造成血液凝固。如果血液凝块并形成阻塞，就会引起心脏或大脑缺血缺氧，引发心脏病或脑梗死。

一氧化氮对人体健康有着极其重要的作用，能降低胆固醇，防止血管中斑块沉积并预防血栓形成，而血管中高胆固醇含量、斑块沉积、血栓，这些都大大增加了心脏病发作和卒中的风险。前文提到的诺贝尔奖得主、著名的药理学教授路易斯·J·伊格纳罗说："一氧化氮是人体的天然屏障，可以防止所有这些疾病的发生。"

充足的一氧化氮能够让全身血流顺畅，确保重要器官获得充足的氧气与营养。当血管松弛时，心脏输送血液的压力也变得正常。增加一氧化氮的方法有：缓慢的鼻腔呼吸，定期适度的体育锻炼，以及食用产生一氧化氮的食物。

当一氧化氮在鼻窦和血管中产生时，通过温和而平静的鼻呼吸，就可以将其输送到肺部与血液中。卡罗林斯卡学院一氧化氮药理学专家乔恩·伦德伯格（Jon Lundberg）教授说，人的鼻腔能制造大量的一氧化氮。当我们通过鼻子呼吸时，一氧化氮会跟随气流进入肺部，促进肺中血液吸收氧气。

美国国立卫生研究所的大卫·安德森博士（Dr David Anderson）认为，呼吸方式是调节血压的关键因素。众所周知，缓慢轻柔的腹式呼吸能让血管扩张，但导致血压持续下降的原因还不完全清楚。貌似合理的解释之一是，缓慢的呼吸引起了人体的放松反应，改善了血液的调节和血管的扩张。

运动也会促使血液加速流动，进而刺激血管内壁生成更多的一氧化氮。广岛大学生物医学科学研究生院的研究团队展开了一项有趣的研究，比较了不同强度的体育锻炼对血液流动产生的变化。所谓"运动强度"就是运动者本人对运动的费力程度的判断。以一般的步行运动为例，大部分人都感觉"运动强度低"，这是因为持续做不费力气、没有气喘，不需要时间来恢复体力。发表在《循环》医学杂志（Circulation）上的这项研究发现，低强度运动消耗的能量和逛街消耗的能量一样多，血液循环不能提高到理想状态。相反地，高强度运动包括速度快的各种运动，实际上恶化了血液流动。只有中等强度的运动，如快步走、慢跑或骑自行车，能够增加一氧化氮的生成和全身的血液流动。

多吃能够产生一氧化氮的食物

运动是增加一氧化氮的好办法，食物、膳食补充剂、鼻呼吸也有同样的效果。我在与爱尔兰越野跑教练约翰·道恩斯（John Downes）的交谈中得知，他鼓励运动员们喝甜菜饮料，理由是可以提高运动状态并减少肌肉痉挛。约翰是一个从不把精力浪费在没有成果的训练上的人，我决定认真研究甜菜汁的功效。

我了解到埃克塞特大学进行的一项研究，证明甜菜汁中富含生成一氧化氮所必需的硝酸盐。研究人员召集了一组19～38岁的男性，在一个星期内每天喝一杯甜菜汁（约480毫升），结果发现，与只喝水的小组相比，喝甜菜汁的实验组运动时所需的氧气量"显著减少了"，骑自行车的时间延长了16%。更有意思的是，喝甜菜汁组的人原来未患高血压的，血压也降低了，但仍在正常值范围内。研究结论是，喝甜菜汁后做仅次于最大强度的运动时所需的氧气减少了，这是"其他任何已知的方法都不能实现的结果，包括长期的耐力训练"。

除了甜菜汁，有助于生成一氧化氮的食物还有鱼、青菜、黑巧克力、红酒（每天一杯的量）、石榴汁、绿茶、黑茶、麦片粥等。需要减少食用的食物是肉类和加工食品。正确的饮食和适当的膳食补充也可以促进一氧化氮的生成，效果因年龄和遗传基因而不同。饮食生活的稍微变化及鼻呼吸就能够保障心血管系统的长久健康。

减少呼吸，给心脏输送足够的血液和氧气

大多数人从来没有对心血管健康有过片刻的思考，想当然地认为心脏可以工作 70 年或更久。但是出现与心脏有关的问题时，发作对象并不局限于有心脏病史的人。有时年轻健康的人也可能出现心脏问题，如果做了正确的准备就完全可以避免。所谓正确的准备就是增加一氧化氮的生成，改善呼吸方法。

1909 年，美国生理学家杨德·亨德森博士（Dr Yandell Henderson）对呼吸和心率之间的关系进行了开创性的研究。在一篇名为"碳酸缺乏症和休克：二氧化碳对调节心率的作用"（*Acapnia and Shock – Carbon Dioxide as a Factor in the Regulation of Heart Rate*）的论文中，亨德森描述了他是如何通过改变肺部换气状况来调节狗的心率的，从每分钟 40 次心跳或更少到每分钟 200 次心跳或更多。亨德森指出，即使是"轻微减少动脉血的二氧化碳含量，也会导致心率加快"。

几年前，我指导过一位名叫特莎的女子，她因受苦于心跳过快来找我求助。她在安静时的脉搏是一分钟 90 次，平均情况是 60～80 次，让她有"心脏会从胸腔跳出去"的感觉，她十分苦恼，咨询了好几位专家，都没找出什么原因。

为了找出问题的真相，特莎进行了一系列的身体检查，还做了心电图。好消息是，她的心血管系统是正常的；坏消息是，仍旧找不到她心跳过快的原因。体检之后，特莎自认为得了某种现代医学不能医治的病症。

有这样问题的不只特莎一个人。已故的胸腔科医生克劳

德·拉姆博士（Dr Claude Lum）留下了许多与特莎类似症状的患者记录，他们在身体检查中也没有发现任何异常。所有这些案例的一个共同之处是换气过度，这一看似无碍大事的习惯成了病人抱怨与不适的"神秘"原因。

特莎和她的丈夫用尽了传统的解决办法，后来发现了我的方法，当听到换气过度可能是心悸的根本原因时放心了不少，反正也没有什么可失去的，他们报名参加了我的课程。

第一次来诊所时的特莎看上去非常健康，她30岁出头，身材小巧苗条。在未被她觉察到的情况下，我对她的呼吸观察了几分钟，虽然她是用鼻子呼吸，但每隔几分钟就叹息一次，有时还耸起双肩做大呼吸。我见过很多经常叹息的人，通常都有焦虑的症状，叹息和呼吸一样，是不容易觉察到的习惯。尽管叹息是下意识行为，但在本人意识到要叹息前，仍然有控制和消除的方法。

我和特莎说，治疗心跳过快最重要的是停止叹息，要求特莎每当感到要叹息的时候，应该屏住呼吸或咽回去；如果碰巧漏了一个，应该屏住呼吸10秒钟以弥补呼吸过多。我还指导她做放松练习，并教她轻呼吸到正确呼吸的练习，这套训练10分钟为一套，一天做6套。此外，在日常生活中，特莎也开始关注自己的呼吸，确保始终沉静地呼吸。

一个星期后，特莎和丈夫又来到我这里。特莎说她感觉平静多了，并带来了一个神奇的消息：她的脉搏下降到正常水平，每分钟60～70次。特莎是我第一次经手的因换气过度而影响心血管健康的案例，我永远也忘不了，因为它清楚地证明了换气过度如何以一种完全不相干而又看不见的方式影响我们的生活。

为了证明呼吸对心率的影响，我经常让客户在几秒钟内快速地用嘴做大呼吸 6～7 次，几秒之内，他们便能够感觉到脉搏加快了，之后，我再要求客户练习轻柔、缓慢、放松的呼吸，并观察脉搏减慢的速度。如果呼吸频率和呼吸量对心脏的影响如此直接且显著，那么我们需要好好想一想，错误的呼吸习惯将对心脏的长期健康产生什么样的影响。

心脏是人体的重要器官。与肌肉一样，心脏正常工作也需要充足的血液和氧气，正如亨德森所说，呼吸量超过正常的代谢需求量会导致血液中二氧化碳浓度的降低。

有了低碳酸症（亨德森称其为碳酸缺乏症），血流量会减少，到达心脏的血液随之减少，导致心血管系统功能出现问题。血液中二氧化碳减少，红细胞释放氧气的数量相应减少，输送到心脏的氧气量也会减少。相反，呼吸量降低到正常水平，血液中的二氧化碳会增加，血流顺畅，氧气送达全身，心脏则能发挥正常功能。

呼吸量增加，心脏问题也会变多

每年都有体格健壮的年轻运动员死于突然的"心脏骤停"，这些突发性死亡不仅是对亲友的莫大打击，对整个社会都有着长远的影响。

在对本书实施调研的过程中，我发现健康的运动员在毫无征兆的情况下也可能经历心脏骤停或心电图异常，这使得我对此方面的好奇被完全唤起。毕竟这看起来似乎不太可能发生——大多数运动员正处于人生黄金期，饮食健康，不吸烟，胆固醇和血压水平都很正常。除了个人无法控制的遗传倾向，还有什么因素会造成运动员的心脏骤停问题呢？就此方面的相关调查中，有几项是针对心电图异常来探索其与心脏骤停问题之间的关联。

心脏跳动过快、过慢或不规律的情况通常被称为心律不齐，当心电图的电子信号（控制时间和心跳节奏）显示呈现完全混乱时，一般会发生心脏骤停现象。此时心脏已无法正常向周身有效供血，除非得到及时救治，否则将不可避免地走向死亡。而对此最有效的挽救方式就是心肺复苏术，即通过电击实施心脏纤颤状态。虽然心脏骤停来得毫无预警，但仍有迹可循——会出现心律不齐、胸痛、眩晕、昏厥或类似流感症状等情况。运动员心脏骤停前通常会感觉头晕、不适，随后就会倒下并停止呼吸，因大脑血氧不足迅速失去了意识。除非在短时间内快速恢复血液循环，否则将对大脑造成不可逆转的伤害，更严重的结果便是死亡。

有研究表明，年轻运动员通常会出现特异性心电图变化情况，这应该是心脏对于常规训练的适应反应。而特定情况的心电图异常则被解读为运动时心脏骤停的可能性前兆，如 T 波倒置或 ST 段低平。这说明显著性的心电图异常对于年轻健康运动员可能意味着潜在心脏疾病的初期信号。

ST 段低平被看作心血管血液循环降低的一种表现，也说明这一异常与心脏骤停是有关联的。一项针对 1 769 名无冠心病史男性的调查中，有 72 例死亡发生于随后的 18 年访问中，而这些死亡男性的心电图显示，运动时他们的 ST 段并无明显低平状态。

前面提到换气过度会减慢血流速度，从而导致输送至心脏的血量不足。那么这样一来就产生了一个问题：我们吸入空气的量会是引发心脏骤停的重要因素吗？在我看来，是的，对于年轻运动员心脏问题方面的突发性死亡，这是需要重点考虑的因素之一。

希腊佩特雷大学就呼吸量对心电图结果的变化影响进行过一项研究。实验中，474 名无显性心脏疾病的志愿者将呼吸量增加，每分钟 30 次换气，持续了 5 分钟，以达到换气过度的效果。而其中 72 名志愿者的心电图显示有异常，包括 ST 段低平及 T 波倒置，而 80.5% 的异常发生在换气过度的 1 分钟内。有趣的是，这项调查中，年龄、性别、吸烟习惯和高血压并未对心电图异常整体情况产生影响，就算是绝对健康的人也有可能因换气过度而显示一些异常。

普通人换气过度是基于每分钟 30 次换气的频率，如果持续 5 分钟，运动员在进行中等及高等强度的活动时每分钟大概要增加至 50～70 次，那么会出现什么相应后果呢？他们是否该被传授一种可以将呼吸量控制在健康程度的方法，使得锻炼时换气过度反应对心血管健康的影响最小化？

心肌梗死或心脏病发作是流向心脏的血液严重减少或完全停止时发生的一种状况，心脏供血严重不足使得部分心肌受伤或死掉了。心脏病发作多发生在运动中、运动后或者有很大的心理压力时，都是呼吸量超过了代谢所需量，肺和血液中的二氧化碳减少，血流减少从而使得流向心脏的氧气也减少。

高达 10% 的心脏病患者有呼吸过多的症状。一项研究显示，3%～6% 的患者在罹患心肌梗死后不久，做的冠状动脉造影结果显示是正常的，说明心肌梗死并不是因为潜在的心脏疾病，而是换气过度导致的。

换气过度导致流向心脏的血流减少，这对某些人来说或许是发生心肌梗死的部分原因，对某些人来说或许是全部原因。这也正说明呼吸方式及由此导致的血液中二氧化碳的浓度对心脏的健康有巨大的影响。

接下来将讨论有心脏问题的人——包括曾经有过心脏病发作经历的患者是不是比正常人呼吸量多；减少呼吸量是否有助于降低心脏病发生的风险；然后再探讨一下通过改善呼吸法能否预防心脏病。

正确的呼吸方式可以缓和心脏病症状

某些类型的心脏病人似乎比健康的人呼吸更重、更急促，当他们调整呼吸，呼吸量趋于正常时许多症状会减轻。如果这些人刚开始就学会轻呼吸，那么他们是否就不会得心脏病了呢？

某研究召集了 20 个患有中度和重度心脏病的患者，测量得出他们的呼吸量在每分钟 15.3～18.5 升之间，和正常值 4～6 升相比是普通人的两三倍。这与其他研究结果基本相同：慢性心脏病患者的呼吸量多于健康人。呼吸过多的心脏病患者在运动时也容易出现气喘，看静处时呼吸就知道运动时的呼吸状况，这是毋庸置疑的，因为呼吸过多的恶性循环就是这样形成的。

从这项研究中可以明显看出，呼吸方式是心脏健康的一个重要因素，显示得出呼吸量增加与慢性心力衰竭的正相关关系，换气过度不仅会降低心脏泵血的能力，还会使回流心脏肌肉的血液减少，导致心脏氧气不足。

2004 年，一项以男性心脏病患者为研究对象的报告发表在欧洲《欧洲心血管疾病预防与康复》杂志（*European Journal of Cardiovascular Prevention and Rehabilitation*）上，55 名男性在心脏病发作后，接受了为期两个月的呼吸训练，之后再做呼吸量的检查。结果显示，病人每分钟的呼吸量大约显著下降了 50%，从 18.5 升降到 9.8 升（正常呼吸量是每分钟 4～6 升）。这个研究结果显示，心脏病人的呼吸远远超出自身必需量，但仅仅通过练习正确的呼吸法，呼吸量就可以降低到接近正常水平。不仅如此，上述患者动脉血液中的二氧化碳浓度也显示增加了，从 33.2 毫米汞柱升到正常范围最高点的 44.2 毫米汞柱。基于呼吸量和呼吸功能的改善，该研究者建议，呼吸训练可以作为心脏病发作后一种有价值效果的康复措施。

多年来，我目睹了许多呼吸量大大超过其运动水平所需量的年轻运动员。这一章我试图为大家说明过多的呼吸量与心脏供氧的关系，以及由此产生的心电图异常、心脏病发作和慢性心脏病。没有足够氧气的心脏不能承受激烈的运动，但是年轻健康的运动员因无法预见的心脏病发作而死去的新闻接连不断，每当看见这样的新闻我就在想，如果学会正确的呼吸法，用鼻子呼吸，这样的悲剧就不会发生了。

　　不管是运动员还是普通人，呼吸量是决定生死的大问题，亟待引起全社会的关注，哪怕只是挽救一个年轻的生命也是值得的。

第 12 章

呼吸训练改善运动诱发性哮喘

43 岁的朱利安从小就有哮喘病。孩提时代就开始吃止咳药、为了呼吸清新空气去海边旅行、吸热壶里冒出来的蒸汽等，尝试了很多治疗方法，在哮喘发作的夜晚，他大部分时间要将头伸出窗外拼命呼吸。在 20 世纪 70—80 年代，任何一个经历过哮喘的人都知道，极度担忧的父母们花了多少时间来帮助孩子呼吸。

20 世纪 80 年代末，除了定期去医院做喷雾治疗，朱利安还准备了各种各样帮助呼吸和预防哮喘的药物，像这样借助药物治疗和来回奔跑医院的状况持续了很多年。尽管他努力保持健康，但仍然经常感到无法呼吸，尤其是在晚间的几个小时里。

到了 2006 年，朱利安服用的哮喘药剂量更大了，但健康状况却更加恶化了，这种恶性循环开始严重影响他的健康与幸福。朱利安的情况是典型的患有中度至重度哮喘病人的症状，尽管体育锻炼是非常有益的，但许多哮喘病人因为害怕喘不上气而有意回避。

2007 年初，朱利安参加了我的鼻呼吸、轻呼吸、边走边屏息等训练课程，那天是朱利安最后一次服用改善哮喘症状的药。之后不到 6 个月，朱利安的哮喘就大大改善了，到了 2007 年圣诞节，连预防药都停掉了，体力也上来了，每天能游泳 1 英里，每周游 5 次。2008 年，朱利安终于从医生那里拿到了"哮喘痊愈"的书面证明。

在接下来的三年里，朱利安进行了艰苦的训练。每周 8 个小时高强度的室内自行车、各种拉伸运动，同时坚持进行从我的课程中学到的鼻呼吸和减少呼吸量的训练。通过改变呼吸法，增加训练，辅助饮食习惯的调整，朱利安的运动状态得到了很大的提升，体能与精力达到了更高的水平。

到了 2012 年，即朱利安 40 岁的时候，他跑了 5 次半程马拉松，训练里程超过了 1 200 千米，第三次的半马取得 1 小时 46 分的个人最好成绩，两周后参加柏林举行的全马，用时 3 小时 57 分。柏林马拉松之后，他又参加了都柏林马拉松，也在 4 小时内跑完了全程；紧接着的半年内，又把他的半马个人最好纪录刷新到 1 小时 36 分。

短短 6 年时间，朱利安的人生发生了翻天覆地的变化。因偶然机会读到我的书、参加我的讲座，他的体能得到了改善，彻底从哮喘中解放出来，以令人敬佩的速度跑完半马和全马。

哮喘的症状越严重，呼吸量会越多

"asthma"一词来源于希腊语，意思是"气喘"。哮喘是很久以前就有的疾病，但患者数量变得这么多却是最近的事情。运动诱发性哮喘病患者占人口的4%~20%，在某些运动种类的运动员中占11%~50%。有趣的是，一项研究显示，55%的足球运动员和50%的篮球运动员有着和哮喘关联的气道狭窄症状，而水球运动员在这一比例上则非常低。关于这一点，下文将详细介绍。

那么哮喘的原因是什么呢？最常见的说法是环境卫生所致，即孩子所处的环境太干净，接触细菌的机会少，免疫功能得不到充分锻炼，致使免疫力低下。第二个常见说法是大气污染增加所致，尽管这很可能是一个导火索，但不一定是根本原因。我生活的爱尔兰西部空气非常清新，但哮喘患者很多。

是否有另一个因素在引起哮喘的过程中起着重要的作用，即长期换气过度？如果这是真的，那么减少呼吸量肯定能让这种情况发生逆转。通过观察哮喘的原因和症状，以及由这种情况引起的生理变化，就可以了解呼吸训练在哮喘治疗过程中的重要性。

由于哮喘是一种以呼吸困难为特征的疾病，因此首先要改掉不良的呼吸习惯以找到根本原因。从这个角度来解决哮喘其实也不是什么新鲜事，早被古希腊的医师盖伦（Galen）和16世纪的帕拉塞尔苏斯（Pracelsus）所采用，他们建议用屏息训练和呼吸训练来治疗咳嗽和气道狭窄。

哮喘患者增多与社会富有程度也有关系。财富的增加会导致生活水平的改变，比如，加工食品多了，社会竞争压力大了，室内的密封性提高，体力活动机会减少，坐着工作的时间变长等。50年前的生活和工作方式与现今大不相同，哮喘患者也少得多。回顾一下那时候，人们普遍吃天然食品，竞争压力小，房间通风好，大部分人从事体力劳动，在这种生活方式的恩惠下，呼吸量保持正常，哮喘也不像现在这么广泛。

前文已经讲过，一个健康成人的正常呼吸量是每分钟4～6升，哮喘病人的呼吸量是每分钟10～15升，是正常人的2～3倍。可以想象每天这么大的呼吸量会出现什么状况。静处时的正常呼吸是无声的、有节律的、通过鼻子的腹式呼吸。而哮喘病人是习惯性的嘴呼吸，叹息多，经常抽鼻子，呼吸时能看见胸部动作。在哮喘发作期间，随着呼吸节奏变快，会出现气喘、呼吸困难，也就是说哮喘越严重，呼吸量增加得越多。

虽然有充分的证据表明，哮喘患者呼吸过多，但是，呼吸量增加到底是哮喘的原因还是结果还需要认真考虑。当气道变窄，产生窒息的感觉时，正常的生理反应是吸入更多的空气进入肺部来消除这种感觉，但这却是一个恶性循环（见图20）：

气道变窄使呼吸急促，呼吸量增加又让气道变得更狭窄，错误的呼吸法就是这样形成的。

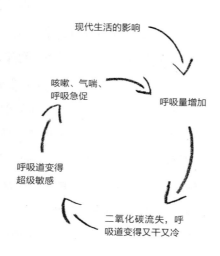

图 20　**哮喘的恶性循环**

呼吸量恢复正常是治疗哮喘的第一步

要调查呼吸过多是不是哮喘的诱因，最好的办法是把哮喘病人召集起来做呼吸训练，把呼吸量恢复到正常的水平，然后看看结果。

普利斯班的梅塔医院做了一项研究，发现成年哮喘病人的呼吸量从每分钟 14 升下降到 9.6 升时，哮喘症状减轻了 70%，对救援药物的需求减少了 90%，对预防哮喘的类固醇药的需求减少了 50%。研究发现，呼吸量的减少与哮喘的改善之间有着直接的关联：呼吸量越接近正常，咳嗽、气喘、胸闷、呼吸急促等哮喘症状越能得到缓解。另一方面，实验的对照组（没有进行呼吸训练，实施医院原有的治疗方案）症状没有任何改善，造成这种情况的原因大概是他们的呼吸量没有发生任何变化。进一步的研究证实了这些发现，患有哮喘的人在减少呼吸量的情况下，能更好地控制哮喘症状，3～6个月内对预防性类固醇和救援药物的需求显著减少。

2002年以来，我对数千名哮喘病患者（包含大人和小孩）进行了根治哮喘的指导，也就是改善呼吸过多的习惯。动物的皮屑、尘螨、运动、大气污染、过度卫生和天气变化等，通常被认为是哮喘症状的诱因，但根据我的经验，绝大多数患者可以通过学习简单的呼吸练习来控制他们的病情，而不用考虑具体的诱因是什么。哮喘的根本原因几乎总是换气过度（呼吸过多），只要患者理解了呼吸训练的内容，并花时间认真去练习，肯定会有好的结果。

许多临床实验也证明，哮喘病人在减少呼吸量后，哮喘症状和对哮喘药物的需求显著减少了，毫无疑问，换气过度是导致哮喘的重要因素。当然，对于那些容易患哮喘的人来说，增加他们的呼吸量来消除窒息的感觉也是很必要的，但是这种处理不过是恶性循环的一部分，仅限于做紧急救援。由于现代生活方式让呼吸量不断增加，激发那些有遗传哮喘基因的人哮喘发作：呼吸变得越来越急促，最后病情恶化。务必要认识到这个恶性循环，因为治疗哮喘的第一步是必须改掉呼吸过多这一习惯。

我能理解任何一个患有哮喘的孩子或成人的感受，因为在过去的20多年里，我一直在与同样的症状作战；我甚至无法进行最基本的体育锻炼，鼻塞非常严重以致不停地用嘴巴呼吸。年复一年，我的哮喘药物在增加，哮喘症状却丝毫没有减轻。我的睡眠、注意力、心情和生活质量都受到了极大影响。一个偶然的机会，我得知俄罗斯医生康斯坦丁·布泰科的工作，才得以逆转恼人的哮喘。短短几天时间，我的喘息症状就大大减轻了，仅仅是依靠学会疏通鼻子，以及让呼吸量正常化。如今，我已经成功从哮喘里解脱出来，在过去的这12年里，我所做的全部工作就是学会正常呼吸。

学会正常呼吸给我的生活带来了巨大的改变。2001年我改变了职业生涯，在布泰科医生的支持下接受了呼吸培训；2002年，我成立了哮喘护理公司，向患有哮喘的儿童和成人传递这些信息；现在，我们的诊所在许多国家为哮喘患者提供帮助。

解决长期换气过度的第一步是从嘴呼吸切换到鼻呼吸。如果说鼻呼吸对每个人都是基本要求，那么这对于那些患有哮喘的人来说则至关重要的，被诊断为哮喘的人经常感到他们在用鼻子呼吸时没有吸入足够的空气，被迫用嘴来呼吸。嘴呼吸不利于哮喘，表现在以下几个方面。

- 通过口腔进入的空气没有过滤其中的微粒，包括病菌和细菌，直接就进入了肺部。

- 空气在进入肺部之前，口腔对空气的温度和湿度的调节远没有鼻子那么有效。

- 嘴的空间比起鼻孔大多了，嘴呼吸的空气量自然更大，大量的二氧化碳从肺排出，二氧化碳的流失让气道变得更窄。

- 和鼻呼吸不一样，嘴呼吸不能活用一氧化氮的好处，一氧化氮有保护肺的作用。

基于以上几点，嘴呼吸让轻度哮喘的病人肺功能下降，让重度哮喘病人的症状恶化就不奇怪了。在安静的时候用鼻子呼吸是十分重要的，运动的时候用鼻子呼吸也是益处多多。刊载在《美国呼吸系统疾病研究》（*American Review of Respiratory Disease*）上的一篇论文研究了鼻呼吸对运动诱发性哮喘的有益影响。研究者观察到大多数患有哮喘的人在被要求做自然呼吸时，都下意识地张开嘴来呼吸；研究者还发现运动中用嘴呼吸气道会变得更窄。相反，当被试在运动过程中只用鼻子呼吸时，运动诱发性哮喘根本就没有发生。论文得出了如下结论："鼻咽部和口咽部在运动诱发的支气管收缩现象中起着重要的作用。"简单地说，用鼻子呼吸完全能够减少或避免由运动引发的哮喘。

改善 BOLT 值是治疗哮喘的关键

患有哮喘的运动员偏爱游泳不是偶然的，因为游泳的时候把脸埋在水里，进入肺的空气量减少，这提高了对二氧化碳的耐受度。虽然还是在用嘴呼吸，但呼吸量却大大减少了；由于胸部和腹部承受轻微水压，又进一步减少了呼吸量。相比其他运动，从呼吸类型和呼吸量来说，游泳运动对哮喘病患者的好处较大。陆上运动不像水下运动，呼吸方式和类型不容易受到限制，结果非常容易造成呼吸过多，导致气道狭窄，血液中二氧化碳的浓度降低，BOLT 值下降。哮喘病患者静处时呼吸过多，运动时呼吸也会过多，进而引发运动诱发性哮喘。相反，水下运动自然而然地限制了呼吸，降低了呼吸量，呼吸接近正常水平，为哮喘病人提供了一个安全而有利的运动环境。

　　还记得本章的前半部分讲过运动种类和气道狭窄的相关数据吗？ 55% 的足球运动员、50% 的篮球运动员气道变窄，但水球运动员在此方面比值为零。这么大的区别，原因在哪儿呢？或许你已经猜到了，答案很简单。水球运动员在训练中要保持屏息且需要在水中游泳，结果提高了对二氧化碳的忍耐度，增加了一氧化氮，又减少了呼吸量，呼吸量变正常，哮喘症状便消失了。

　　如果你是哮喘病人，但又不爱游泳，怎么办呢？有一种更简单的方法，那就是呼吸优化训练。这个训练的好处比游泳的好处更多。虽然游泳对健康有益，但有证据表明长期泡在被氯消毒过的水里也不利于哮喘病症。因为氯对肺组织有损伤作用；虽然游泳时呼吸量会减少，但是不游泳的时候，不良的呼吸习惯并没有改变。很多游泳者从水中出来以后又回到嘴呼吸，不仅有损于运动状态，而且哮喘症状也没发生变化。

　　成功治疗哮喘，实施本书中介绍的呼吸优化训练来帮助提高 BOLT 值是关键，一般来讲，BOLT 值提高到 40 秒是目标。BOLT 值低于 20 秒，哮喘症状不会有什么变化；一旦 BOLT 值超过 20 秒，气喘、咳嗽、胸闷等症状将会消失。值得注意的是，有时 BOLT 值超过了 20 秒，由于某种原因也会出现哮喘。想完全消除哮喘症状，BOLT 值必须提高到 40 秒以上。

治疗哮喘的呼吸训练

　　哮喘症状能否完全消失，由两个要素决定：一个是静处时的 BOLT 值，一个是处理哮喘症状的速度。最好是哮喘症状一出现就进行呼吸训练，有过哮喘经历的人都知道，症状出现后就那么放任不管，等着它自然消失，往往会更加恶化，导致难以治疗。所以，初期出现症状时就进行训练是非常重要的。

　　下面的练习（见图 21）可以帮助停止哮喘的症状，但是请先获得医生的同意再尝试。在胸闷、气喘、咳嗽或伤风的早期阶段，按照下面的说明操作，如果不能在 10 分钟内停止症状，就服用急救药。如果症状相当严重，那就立即服用急救药。如果急救药在几分钟内不能停止症状，最好立即打电话给医生进行咨询。

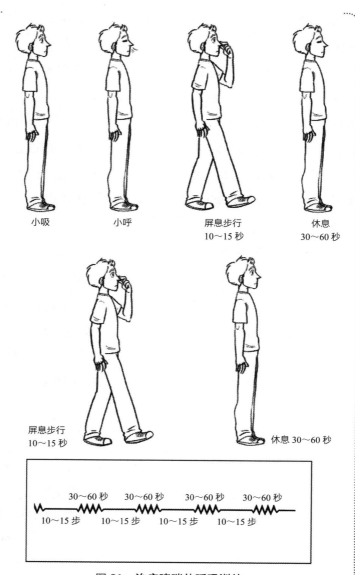

图 21　治疗哮喘的呼吸训练

- 用鼻子静静地吸气，用鼻子轻轻地呼气。
- 用手捏住鼻子屏息，步行 10～15 步。
- 停下来，松开鼻子，恢复鼻子呼吸。
- 等待 30～60 秒后，重复进行。
- 鼻呼吸休息完毕，继续屏息走 10～15 步。
- 症状不严重，可以增加 10～15 步。
- 这个训练最少坚持 10 分钟。

避免运动诱发性哮喘，除了习惯鼻呼吸来提高 BOLT 值之外，也需要做适当的热身运动。至少要做 10 分钟以上的热身运动。推荐的热身方法是快步走，同时，每隔 1 分钟做中等到高等强度的屏息训练。结束 10 分钟的热身运动后，提速步行，能走多快就走多快，并保持鼻呼吸。如果你感到需要张嘴呼吸了，就降低节奏慢下来，等着呼吸回到正常的节奏。进行减少呼吸量训练和鼻呼吸训练，哮喘症状会以惊人的速度得到改善。如此简单的方法，实在没有理由再遭受哮喘的折磨了吧。

第 13 章

运动员的努力——
遵循自然还是后天培育

　　1704 年，一匹名叫达利·阿拉宾（Darley Arbian）的赛马从叙利亚来到英国，今天 95% 的雄性赛马都是它的后代。遗传学家帕特里克·坎宁安（Patrick Cunningham）和我的母校都柏林圣三一学院的同事们，追溯了过去两个世纪以来近百万匹马的血统，确定赛马的行为表现 30% 由基因决定。在先天遗传与后天培育的争论中，这一结论表明自然力量对我们的运动能力有着重要的影响。

　　孩童时期脸和颌骨的生长情况也是如此，既受先天遗传基因的影响，又受后天习惯的影响。不妨想一想历届奥运会金牌得主的面部和颌骨的结构，尤塞恩·博尔特（Usain Bolt）、桑雅·理查兹·罗斯（Sanya Richards-Ross）、史蒂文·胡克

（Steven Hooker）和罗杰·费德勒（Roger Federer），这些顶级运动员一眼看过去都有发达的颧骨和宽阔的颌骨。运动员要想成功便需要拥有良好的呼吸气道，而良好的呼吸气道依赖脸部结构的正常发育。小时候老是张着嘴或舔手指头的孩子，脸部发育就会不正常。

事实上，也有像迈克尔·菲尔普斯（Michael Phelps）——奥林匹克历史上最辉煌的运动员那样，脸部发育非常不正常的例子。菲尔普斯的脸型瘦长，下颌不发达，根据他的面部特征判断，很有可能在童年时期是一个嘴呼吸者，估计他在少年时期做了牙齿矫正。游泳本身有限制呼吸的效果，他选择游泳，不管是有意的还是无意的，都可以抵消嘴呼吸的不良影响。

嘴呼吸导致儿童脸部发育不正常

大自然的进化使人类用鼻子呼吸，但是很多孩子——特别是那些有哮喘和鼻塞的孩子，已经习惯用嘴呼吸。巴西研究人员调查了3～9岁儿童嘴呼吸的发生率，发现在随机抽取的370个被试中，55%的孩子是嘴呼吸。长期用嘴呼吸的孩子有脸部发育不正常的倾向，嘴呼吸会以两种方式影响脸型：首先，脸变得又长又窄；其次，下颌没有得到充分发育，从它们应该在的位置上后缩，气道因此变窄。

你自己可以做个测试：首先闭嘴，下巴前伸用鼻子呼吸，可以感受到空气通过上下腭后面的气道进入肺气管。接下来，尽量收缩下巴用鼻子呼吸，你可能会感受到喉咙被挤压呼吸困难，脸部骨骼发育不正常就是这样影响气道的，由于气道受到限制而喘气，反过来更愿意用嘴呼吸。

嘴唇和舌头所产生的作用力会影响儿童的脸部发育。嘴唇和双颊给予脸部的是一种向内的压力，舌头给予的则是一种反向作用力。当嘴巴闭上时，舌头就会抵靠上腭，舌头的力量会慢慢地塑造上下颌的形状，因为舌头宽且呈 U 形，所以上腭的形状应该也是宽且呈 U 形的。换句话说，上腭的形状反映了舌头的形状，一个宽而呈 U 形的上腭是牙齿整齐排列最理想的空间前提。

然而，用嘴呼吸时舌头不太可能抵到上腭。你自己试一下就知道了：张嘴，舌抵上腭，试着用嘴进行呼吸，你将发现舌头阻碍空气的进入，可能只有一丝空气进入肺部。嘴呼吸的人舌头或停靠在下腭，或浮在口腔中间，上腭接受不到舌头的反作用力，就长成了 V 形的狭窄的上下腭，结果脸型变窄，狭窄的下颌放不下所有牙齿，于是牙齿拥挤不整齐，带来相关矫正问题。

孩提时代影响脸部结构的另一个因素是呼吸时上下腭的位置。颌骨的发育状况直接影响气道上部的宽窄，包含鼻子、鼻腔、鼻窦和喉咙。高强度的运动需要宽广的上气道，以便空气自由地进出肺部，虽然较高的 BOLT 值和有效的呼吸法也不可缺少，但是让气道毫无阻力也极为重要。一个马拉松运动员呼吸方式正确，但气道狭小如一根细吸管，是肯定跑不远的。

　　下面部的正常发育是向前伸展的。用嘴呼吸的儿童，由于不能把舌头抵住上腭，上下颌骨不能接受舌头的塑形力，颌骨自然向前伸展发育的趋势受到了阻碍，结果偏离正常的位置而向后缩，阻碍气流。要让脸的下半部和气道正常发育，必须从小形成鼻呼吸的习惯。

　　我把嘴呼吸换成鼻呼吸是在 20 世纪 90 年代末，那时刚 20 多岁，但直到 2006 年，我认识了肌肉功能疗法师乔伊·莫勒（Joy Moeller）、芭芭拉·格林（Barbara Greene）和凯伦·塞缪尔（Karen Samuel），才知道舌头的正确位置，之前根本没有考虑过什么正确位置，恐怕我的舌头从没抵到上腭，在口腔里漂浮了 32 年。乔伊、芭芭拉和凯伦三人花了数年的时间，指导人们正确地使用舌头和脸部肌肉，就是为了让上下颌和牙齿正常发育。如果嘴呼吸、舌头漂浮于口腔、错误的吞咽等不良习惯没有解决，花费大笔钱去矫正治疗也是徒劳无功的。

　　舌头正确的放置位置是：3/4 轻抵上腭，舌尖触到前牙的边缘。和鼻呼吸一样，正确放置舌头的位置也并非是最近才为人所知，东方的瑜伽和佛教几千年前就已经教人们这样做。1968 年在美国传播昆达利尼瑜伽的瑜伽士巴赞（Yogi Bhajan）说过，上腭和舌尖是人体最重要的两个部位。古老的佛经里有记载，佛陀为了忘掉饥饿保持静心状态而舌抵上腭。

　　图 22 展示了鼻呼吸者的面部特征，模特是爱尔兰国家队和洛杉矶银河队的足球队长罗比·基恩（Robbie Keane）。

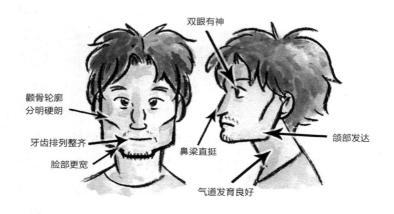

图中标注（自上而下、自左至右）：
双眼有神
颧骨轮廓
分明硬朗
牙齿排列整齐
脸部更宽
鼻梁直挺
颌部发达
气道发育良好

图 22　鼻呼吸者的面部

注意看下颌骨前伸形态、颧骨高低、气道大小和脸部宽度。图中人物下颌强壮，前伸到与鼻尖相对应的位置。漫画家在画有力量的男人时，总是喜用粗糙的线条和夸张的颌骨来表达，社会上也认为下颌发达的人比"没有下巴"的人更健康且更有魅力。典型的方形下巴不仅更有可能给你带来约会机会，据说收入也高。加利福尼亚大学商学院的研究发现，脸部宽的男性谈判能力更强，比脸部窄的人能多拿 2 200 美元的签约奖金。该学院的另一项研究发现，脸部宽的男性领导的公司也比其他公司业绩好。

社会人类学家认为，容貌在我们的进化过程中是确立社会地位和个人角色的决定性因素。美不只是外在的，亚里士多德曾说"美是比任何介绍信都有效的推荐信"，他是对的。

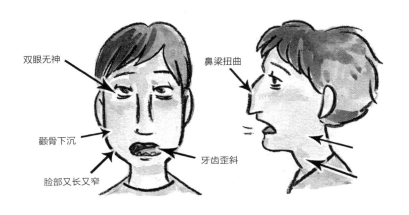

双眼无神

颧骨下沉

脸部又长又窄

鼻梁扭曲

牙齿歪斜

图 23　嘴呼吸者的面部

再观察图 23 中的嘴呼吸者，上下颌后缩，气道狭窄，导致运动成绩下降。弯曲的鼻子，双眼无神，肌肉下垂，颧骨没有棱角。慢性的嘴呼吸也影响体态，肌肉软弱无力，驼背，有呼吸障碍。有趣的是，研究发现嘴呼吸者以男性偏多。

虽然前文中图片有些夸张，但有这种特征的大人和小孩却不在少数，他们已经出现健康问题，又没有受过鼻呼吸的训练指导。这些人健康状态通常都不好，能量低，注意力难以集中。约什·杰弗逊医生（Dr.Yosh Jefferson）说："这些孩子气道不畅通，晚上睡不好，睡眠不足严重影响身体发育，学业也受影响。他们多半被误诊为注意力缺失症（ADD）或注意力缺陷多动障碍（ADHD）。"

牙齿矫正和颅面异常领域专家艾格·皮特·哈维尔德博士

（Dr Egil Peter Harvold），于 20 世纪 70 年代关于猴子面部结构发育方面展开了广泛的研究，发现限制猴子不使用鼻子呼吸几年后，猴子脸型就会发生变化，具体来说，会出现上下颌下塌，牙齿排列不齐及其他面部畸形情况。今天，我们会觉得用无辜的动物做实验是残酷的，但是，成千上万的孩子在以嘴呼吸的形式继续着这个可怕的颅面异常实验。哈维尔德博士为预防和治疗颌骨和面部发育不当开辟了一条路径，并且几乎仅凭一己之力开发了一个矫正学分支——功能性器械矫正法，并把它引入美国。

2012 年的一项研究调查了嘴呼吸对面部结构的长期改变，指出这种"看似良性"的习惯"实际上是对多种生理和行为功能有着直接和 / 或延迟的连锁影响"。比如，婴儿和儿童由于鼻塞而通过嘴呼吸，很可能长出歪乱的牙齿和更长更窄的脸，永久地影响他们的外貌。嘴呼吸也会对孩子的健康产生重大影响，包括下气道变细，睡眠质量差，压力过大，生活质量下降。研究表明，习惯性的嘴呼吸甚至可能与婴儿猝死综合征有关。

为孩子选择正确的牙齿矫正治疗

这几年我经常被邀请参加欧洲、澳大利亚、美国牙科医生的会议，做鼻呼吸方面的讲演。不管哪个会议，对我来说都是和世界各地的牙科及相关学科医生相识的绝佳机会。目前，畸齿矫正学分为两个派别，所持意见相反：一个是"功能矫正"，一个是"传统矫正"。

　　所谓的功能矫正，强调不仅矫正牙齿，还要让脸形恢复到正常。使用让脸部和颌骨正常发育的装置，目的是让牙齿恢复正常的排列。采用这个治疗方法的医生们认为，牙齿排列不整，不是因为牙齿太大，而是嘴呼吸或者吸吮手指头致使下颌变窄。为此先让颌骨变宽，给牙齿创造排列整齐的足够空间，拔牙是最后才用的方法。

　　与此相反，传统的正畸治疗的重点是矫正牙齿排列，面部轮廓和气道大小是次要考虑的。通常是通过拔除四颗没有问题的前臼齿来进行处理，把前面拥挤的牙齿往空出来的间隙里拉，以补充多出来的空间。这样的治疗有时会导致脸部——尤其是嘴唇周围的部位看起来凹陷，鼻子和下巴变得更突出。如果前牙后拉得太厉害，会引起下颌关节方面的问题。下腭往后退多了，压迫上气道，气道变窄，对运动能力也产生不利影响。

　　如果你是孩子的父母，正在考虑为孩子的牙齿做矫正治疗，我想代为转达畸齿矫正医生琼·缪（Dr Jone Mew）的意见，缪医生一生致力于儿童脸部的正常发育。

- 首先要和医生确认，最初需要拔掉几颗牙齿，之后可能还需要拔掉几颗。遗憾的是，接受传统矫正治疗的孩子大部分会失去4颗臼齿，而且差不多有一半的孩子没有地方长智齿，牙齿变成24颗。如果促进脸部正常发育，上下腭空间足够32颗牙齿生长，则是完全能够避免拔牙的。

- 向医生确认，是否能够避免孩子的脸形变长，你有权利
  知道所有可供选择的治疗方法以及可能出现的问题。

知识就是力量。为了给孩子找到最好的治疗方法，最好研究一下功能矫正和传统矫正这两种方法。选择正确的治疗方法可以提高孩子一生的生活质量，花点时间再做判断吧。首先要选择给孩子负担最小的治疗法，拔牙是最后迫不得已的手段。

改变呼吸，才不会后悔为时已晚

据研究，北美白种人儿童的头围生长平均到 9 岁结束，但是下颌能发育到 18 岁。从这个调查结果可以知道，为了颅面的正常发育，早期进行鼻呼吸和舌头的正确姿势干预指导是至关重要的。嘴呼吸对颌骨和脸部结构的负面影响在青春期来临前就已经产生巨大的影响，因此，要想避免孩子脸部骨骼发育不良或牙齿排列不整齐，能采取措施的时间是极为有限的。

我女儿 3 岁了，8 个月大开始长牙时，从发现她第一次用嘴呼吸开始，我便一直鼓励她用鼻子呼吸。我自己始终用鼻子呼吸来为她树立榜样，并在她闭嘴呼吸的时候给她赞扬和鼓励。当我们住在乡下的时候，我经常对女儿说，看，那头驴是用鼻子呼吸的，它可真聪明！

从遗传学上讲，我的女儿很有可能成为一个嘴呼吸者，因为我和我的妻子在成长过程中都有严重的呼吸系统疾病。所以，

越早开始鼓励孩子用鼻子呼吸并确保舌头的正确位置越好，不仅可以帮助他们避免牙齿矫正治疗，还能保障他们的脸部正常发育，整体健康和运动能力在这短短的几年里会受到很大的影响。只要采取了正确的行动，遗传基因就可以忽略不计。

遗憾的是，很多人不知道孩子只用鼻子呼吸就可以预防牙齿排列不整齐、细长脸、大鼻子、窄下巴等不良发育情况。呼吸训练不仅对运动状态有益，也会为一生的健康状态带来影响，绝不能轻视嘴呼吸对孩子正常发育的危害。作为嘴呼吸者所受的苦痛，我没必要在这里重复，毕竟我们已经有了有关鼻呼吸好处的各种知识。

第 14 章

运动是生活的必需品

没有超市、便利店，不靠微波炉、麦当劳，人类也活了200多万年。过去为了家族成员不饿肚子，人们必须运动，采摘果实、野菜，狩猎动物，有时接连几天追赶猎物，直到它累倒为止。比较一下这种生活和现在整天窝在沙发上吃薯条的生活，你是否想过，如果食物不能如此方便地购买获得，有多少人能凭自己的体能自给自足？有一点是肯定的：以目前人类的生活状态是无法在原始环境中生存下去的。

为了有东西吃，人类必须进行定期和持续的体力活动，这正是人类身体如此构造及不断进化的原因，然而，为什么现代人仅仅因为不再需要靠狩猎获得食物就停止体力活动了呢？

也许我们大多数人不能成为职业运动员，但也仍然可以享受运动的乐趣，享受它给身体带来的好处。即便总是坐着不动的人，只要行动起来，就可以获得很大的自信和运动成就感。一天一个小时，一周五次的规律运动，只要坚持几周，情绪就会好起来，睡眠质量以及健康状况也会大幅度改善。

而今，医学确实进步了，但现代文明催生的疾病也多了起来，因为我们不是通过改变生活方式和饮食习惯来预防疾病，而是把健康责任全部打包给制药公司来负责。哮喘、心脏病、糖尿病、高血压、癌症等患病率逐年增加，不仅如此，新的疾病类型还在一个接一个地冒出。我们的寿命可能会活得更长，但是自出生到五六十岁就会泡在药物里。现在有更好的预防疾病的方法，既不用吃对身体有害的化学药品，也不用花钱，那就是定期快速步行或慢跑。如果你以前没有这样锻炼过，请先去咨询医生，在开始之前把自身状况都弄清楚。

近几年的研究结果也证明，定期的运动可以预防心血管系统疾病、癌症、糖尿病等。关于定期运动和心血管系统健康之间的关系，20世纪50年代已经有人进行了研究，杰瑞米·莫里斯医生（Dr Jeremy Morris）便是其一。莫里斯医生对31 000名双层大巴车的售票员和司机进行了患心脏病情况的研究。因为售票员需要在一层和二层之间来回跑，每天要上下500～700个台阶，他们比整天坐着开车的司机得心脏病的概率低。不仅如此，售票员得心脏病的年纪也相对较大，而且因心脏病死亡的也少。对10万名邮电系统员工进行的调查也得出了同样的结论，邮递员因为走动或骑自行车，比坐着接电话的接线员和长久坐办公室的人得心脏病的概率低。莫里斯博士 60 年前的研究结果也适用于今天，因为现在坐着办公的人更多了，定期的运动尤显重要。当然，需要注意的是，要做力所能及的运动。

在能力范围内最好的运动方法就是用鼻子呼吸，舒适地屏息及改善 BOLT 值，如果你想验证呼吸优化训练的效果，不妨试个两三周看看。在接下来的实践篇中会介绍基于 BOLT 值、运动状况以及健康状态的相应的训练内容，大多数人在短短几天内就会收获到积极的体验。体验到好处后，我可以肯定你会很乐意把这些原则融入今后的生活中。

当我第一次练习疏通鼻塞训练、将嘴呼吸切换成鼻呼吸时，立即感受到头脑中的紧张感消失了，更惊讶的是，困扰长达 20 多年的哮喘，经一天的训练症状就减半了，我所做的仅仅是改用鼻子静静地呼吸而已。

所以，即使在高强度的训练中不能保证 100% 用鼻子呼吸，也请记住，无论在做什么，请把呼吸优化训练融入日常生活中，一定会有成效。BOLT 值每提高 5 秒，身体受益将显著提升，BOLT 值越高，你的健康状况将越好。

第四部分

呼吸优化训练
实践篇

基于 BOLT 值和健康状态的总结及整体计划安排

　　每次在给顾客做指导时，我都会设计一个最适合这个顾客的训练方式，以帮助他们在最短时间内安全地达成训练目标。编制训练方法时，必须充分考虑每个人的健康状况和 BOLT 值（有关生活方式的信息也可以作为参考），以不妨碍现有的工作计划和训练内容为基本原则。我十分理解在忙碌的一天中抽空实施训练不是件容易的事，正因如此，才有了简单又效果立现的呼吸优化训练。

　　练习呼吸优化训练的最好心态是把它看作一种生活方式的改变，并将它融入你的生活中，成为日常生活的一部分，而不是让人生厌的家务或义务。

呼吸优化训练的快速参考总结

无论是静处时还是运动时，长期换气过度都会吸入超过身体所需要的空气量，出现以下症状。

- 血液中的二氧化碳浓度下降。
- 嘴呼吸不能充分利用一氧化氮的好处。
- 红细胞不容易释放氧气，使其不能到达身体各个部位。
- 血管和气道的平滑肌会收缩。
- 血液的 pH 值出现异常。
- 运动中供给肌肉、心脏、脑的氧气不足。
- 运动中乳酸增加并造成疲劳。
- 运动状态受到限制。
- 整体的健康状态恶化。

相反，实施呼吸优化训练有以下几个好处。

- 睡眠质量提高，体能改善。

- 运动时的气喘会减少，呼吸变得舒服。

- 体内 EPO 和红细胞会自然增加。

- 运动中给肌肉和组织送去足够的氧气。

- 抑制乳酸的生成，减轻疲劳。

- 跑步经济效率和最大摄氧能力会提高。

- 有氧运动状态会提升。

- 无氧运动状态会提升。

呼吸优化练习概述

以下列举的练习在之前几章都有提及并简单介绍，而在本章将详细阐述呼吸优化训练的几个重要练习，分别如下。

1. 疏通鼻塞训练

2. 轻呼吸到正确呼吸训练

3. 轻呼吸到正确呼吸训练——配合慢跑、快跑或其他运动

4. 呼吸恢复训练——提高专注力

5. 模拟高海拔训练——步行

6. 模拟高海拔训练——跑步、骑行、游泳

7. 模拟高海拔训练之进阶练习

体内氧气水平测试（BOLT）

你的进步可以通过体育锻炼中气喘的减少、身体的感觉及 BOLT 值反映出来（见图 24）。

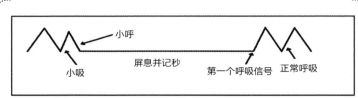

图 24　正确测试 BOLT 值

1）用鼻子轻轻地小吸，用鼻子轻轻地小呼。

2）手指捏住鼻子，不让空气进入肺部。

3）测量从开始屏息到第一个明确的呼吸欲望出现之前的时间间隔（秒）。

4）第一个明确的呼吸欲望出现时，可能会感受到呼吸肌的颤动——腹部可能痉挛，脖子一带的气管可能抽搐。

5）放开鼻子，用鼻子吸气。

6）此时的吸气应该是平和的。

BOLT 值是从屏息开始到出现第一个呼吸欲望之间的时间间隔（秒）。要提高 BOLT，必须做到以下几点。

- 始终用鼻子呼吸，无论是运动还是睡眠期间。

- 避免频繁做大呼吸，如叹息、打哈欠、讲话。

- 选择适合你的呼吸优化训练项目进行练习。

在开始呼吸优化练习的第一周，BOLT 值应该能增加 3～4 秒，继续练习几个星期后，可能会发现 BOLT 值仍然停留在 20

秒左右，不要气馁，继续练习并将屏息加入练习中，直到 BOLT
值提高到 20 秒以上。一个人要花上 6 个月的时间才能达到 40
秒，而到那时健康水平和体能就会和以前完全不一样。请享受
这个过程！

1. 疏通鼻塞训练

如果 BOLT 值低于 10 秒，或者正在怀孕，又或有高血压、心
血管疾病、糖尿病及其他严重的健康问题，请不要进行这个练习。

想要疏通鼻塞，请遵照以下步骤练习（见图 25）。

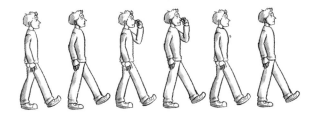

步数

图 25　疏通鼻塞训练

1）用鼻子轻轻吸气，用鼻子轻轻呼气。

2）用手指捏住鼻子，屏息。

3）屏息状态能走多少步就走多少步，尽量延长对缺
　　氧的忍耐度，但不能超过身体极限。

4）重新开始呼吸时也只用鼻子呼吸，尽快恢复到正
　　常呼吸状态。

5）重新开始呼吸后，第一次呼吸幅度可能会比平常要大；第二、三次要加以控制，尽快恢复到正常呼吸。

6）应该在2～3次呼吸后恢复到正常呼吸，如果不能，说明屏息时间太长。

7）等待1～2分钟，重复进行。

8）重复这个训练5～6次，直到鼻塞转好为止。

2. 轻呼吸到正确呼吸训练

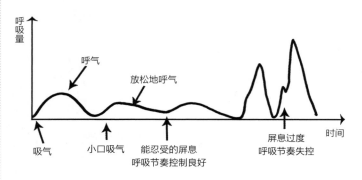

图 26　逐步减少呼吸量

1）一只手放在胸前，一只手放在肚脐上，以便感受呼吸。

2）吸气的时候轻轻地引导腹部鼓起。

3）呼气的时候轻轻地引导腹部瘪进。

4）观察你的呼吸，注意每次呼吸的大小与深浅。

5）双手轻压胸部和腹部，慢慢地减小呼吸的幅度。

6）在手掌的按压下，努力使每一次呼吸的幅度变小。

7）让每一次呼吸由深变浅。

8）每一次吸气尽可能少且短。

9）呼气时放松，任凭肺和横膈膜自然伸缩（如同气球慢慢泄气一样）。

10）屏息时身体不能紧张，吸入的空气量要逐渐减少。

11）练习的目的是制造一种能忍受的缺氧程度，并努力维持3～5分钟。如果呼吸节奏变得混乱或呼吸肌抽搐，说明屏息过度了，此时停止练习，待呼吸恢复正常再练习。

3. 轻呼吸到正确呼吸训练——配合慢跑、快跑，或其他运动

无论你喜欢哪种运动，都要注意观察自己的呼吸及身体内部的变化，把全部注意力放到从头顶到脚趾头的每一个部位。

通过平稳的、有节律的鼻呼吸，让身体找到适合自己的运动节奏，并在保持平稳和有节律的鼻呼吸前提下，尽可能地提高速度。如果你的呼吸节奏变得混乱，需要张嘴呼吸，就说明你的运动强度太大了，此时，在重新开始慢跑前，步行2～3分钟。

当你快跑时，注意感受脚落在地面上的轻柔触感，避免在跑道上"重敲"，因为这会导致臀部和膝关节疼痛及其他伤害。相反，要努力让身体变得轻盈，想象自己好像在太空跑步，脚几乎不碰到地

面，或者想象自己在细树枝上奔跑，步履如此轻盈以致树枝都不会断裂，心中默念：轻落步，身轻盈，稳呼吸。

如果你在整个运动过程中都闭着嘴，呼吸很快会恢复。

4. 呼吸恢复训练——提高专注力

下面的练习（见图 27）能够帮助你从体育锻炼中恢复过来，平复呼吸，稳定情绪。

小吸　　　小呼　　　屏息　　　正常呼吸　　重复直到体温恢复正常
　　　　　　　　　2～5 秒　　10～15 秒

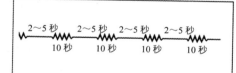

图 27　呼吸恢复训练

1）用鼻子做正常的呼气。

2）用手指捏住鼻子，屏息 2～5 秒。

3）用鼻子正常呼吸 10 秒。

4）重复以上三个步骤 3～5 分钟。

关于"模拟高海拔训练"的重要提示

如果 BOLT 值不到 20 秒，或者正值怀孕、有高血压、心血管疾病、糖尿病，及其他任何严重的健康问题，请不要练习模拟高海拔训练。这些训练会出现中度到重度的缺氧感受，为了以防万一，最好不要尝试。每次屏息后，应该能够在 2~3 次呼吸后恢复正常呼吸，如果在练习时感到头晕或者有任何其他负面反应，请立即停止。

5. 模拟高海拔训练——步行

如果你有脉搏血氧仪，在整个练习过程中就能很方便地观察血氧饱和度的下降过程。步行时做屏息练习，前面的 2~3 次屏息以感受到中度缺氧程度为宜，后面的屏息以感受到相对强烈的缺氧程度为宜（见图 28）。

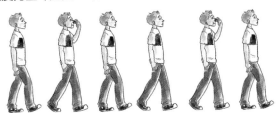

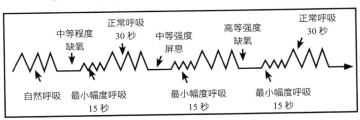

图 28　**步行时模拟高海拔训练**

1）用鼻子呼吸步行 1 分钟左右。

2）轻轻呼气后屏息，随后的 15 秒将呼吸调整到最
　　小。具体步骤如下。

　　—轻轻呼气，捏住鼻子。

　　—屏住呼吸步行直到感受到中度缺氧，然后放开
　　　鼻子，吸气。

　　—将呼吸调整到最小状态并坚持 15 秒。

　　—接下来用鼻呼吸步行 30 秒，然后重复屏息直到
　　　感受到中度缺氧。

　　—将呼吸调整到最小状态并坚持 15 秒，然后让呼
　　　吸恢复到正常的鼻呼吸。

3）继续步行 30 秒，然后重复。具体步骤如下。

　　—继续鼻呼吸步行 30 秒，然后轻轻地呼气，用手
　　　指捏住鼻子。

　　—一边走一边屏息，直到中度缺氧变成重度缺氧，
　　　放开鼻子。

　　—将呼吸调整到最小状态并坚持 15 秒，然后重新
　　　恢复鼻呼吸。

4）这样的屏息练习重复 8～10 次。

　　—继续步行的同时，每隔一分钟左右做一次屏息，
　　　以达到中度到重度缺氧。

　　—每次屏息后将呼吸调整到最佳状态并坚持 15 秒。

——重复 8～10 次训练。

每次屏息期间步数增加的情况可以是这样：20 步、20 步、30 步、35 步、42 步、47 步、53 步、60 步、60 步、55 步。

6. 模拟高海拔训练——跑步、骑行、游泳

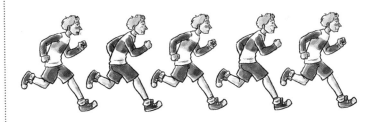

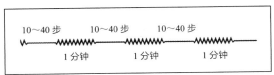

图 29　运动强度较大时的交替节奏

跑步时的屏息如下（见图 29）。

1) 跑 10～15 分钟后，轻轻地呼气后屏息，直到出现强烈缺氧，屏息的时间可能在 10～40 步之间，取决于你的跑步速度和 BOLT 值。

2) 接下来用鼻子呼吸并慢跑 1 分钟左右，直到呼吸基本恢复正常。

3) 重复训练 8～10 次。此时的屏息既要求对自身有

挑战性，也应该在两次呼吸后能恢复到正常呼吸。

骑行时的屏息如下。

1）先做热身运动，待身体活动开，呼气后屏息蹬踏板
5～15 圈。

2）用鼻子呼吸骑行 1 分钟左右。

3）重复以上训练 8～10 次。

游泳时的屏息如下。

游泳时，每换一次气，逐步增加划水的次数，比如从 3 次到
5 次，再到 7 次。

7. 模拟高海拔训练之进阶练习

做这个练习（见图 30），最好用脉搏血氧仪监测你的血氧饱
和度，确保其不低于 80%。

1）步行 1 分钟左右。呼气后屏息走约 40 步，然后吸
一小口气进入肺部，"小口"是微小的呼吸，仅供
缓解紧张。再屏息走 10 步以上。

2）接下来，吸一小口或呼一小口空气，再屏息走 10
步以上。

3）继续小口吸气，并不断重复短暂的屏息，直到你
有非常强烈的缺氧感受。

4）如果感觉缺氧程度太痛苦，则将步数控制在 5 步
　　以内。随着屏息次数的增加，血氧饱和度将继续
　　下降。

5）这里的屏息练习富有挑战性，但不能过度。

6）继续监测血氧饱和度，不能低于 80%。

7）这个练习做 1～2 分钟。

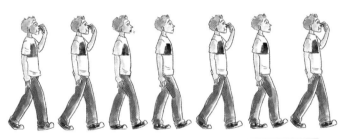

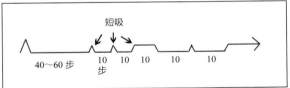

图 30　屏息进阶训练

轻呼吸到正确呼吸（进阶训练）

轻呼吸到正确呼吸之进阶训练最好是在掌握了基本的呼吸练习之后再开始，下面将教授如何结合减少呼吸量和腹式呼吸来提高 BOLT 值。需要注意的是，这个练习就像任何形式的体育锻炼一样，练习的时间越长、越熟练，效果会越好。请务必在饭后练习，每天至少练习 1 个小时，这个训练由下面 3 个步骤构成。

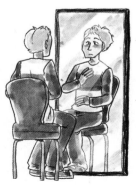

图 31　对照镜子帮助观察

步骤一 放松横膈膜，使其变得柔软起来

- 挺直背部坐下，但坐姿不能僵硬，尽力拉伸肚脐和胸部之间的距离（想象头顶被房顶吊下来的绳子拉起的感觉）。
- 身体向上伸展，想象肋骨之间的空隙逐渐扩大。
- 一手放在胸部，另一只手放在肚脐上（这里不要在意是不是正确的呼吸）。
- 意识集中在肚脐上的手上，鼓起腹部的同时感觉手随着腹部的鼓起而向外（鼓的幅度没必要很大，能感觉到动作就行，这里不要在意是不是正确的呼吸）。
- 收腹，观察手随着收腹而轻轻向内。
- 持续练习几分钟，让硬邦邦的横膈膜放松。
- 做这个训练时可以仰卧屈膝，脚掌放在地上进行。

步骤一短结。
- 轻轻向外隆起腹部，观察手随之向外的幅度。
- 轻轻向内收回腹部，观察手随之向内的幅度。

由于多年的胸式呼吸，横膈膜活动僵硬的人可以进行下面的训练来放松横膈膜的肌肉。

- 用鼻子慢慢地吸气。
- 用鼻子慢慢地吐气。
- 捏住鼻子，闭上嘴巴，不让空气进入肺部。

- 屏息状态下做呼吸的动作，能够感受到与横膈膜相连的肌肉在动。
- 感受到中度缺氧时，手松开鼻子回到正常的鼻呼吸。
- 这个练习进行两三次。

能够随意进行腹部运动之后就可以进入第二个步骤。

步骤二　让呼吸和腹部的动作变成一体

- 伸展背部肌肉坐下。
- 一手放在胸部，一手放在腹部。
- 边呼吸边放松肩部，自然下垂。
- 凭感觉和手的触感边呼吸边减少呼吸量。
- 同时进行腹部的动作，并与鼻呼吸结合。
- 吸气时腹部鼓起，动作不要太大，否则有可能头晕。
- 呼气时收腹。
- 轻柔沉静地呼吸。
- 持续练习几分钟，习惯横膈膜和呼吸的协调运动。

这个练习躺下来做更容易，如图 32、33，头下方可以枕个小枕头，立起膝盖，按如下顺序进行。

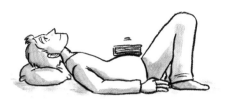

图 32　吸气时托起书

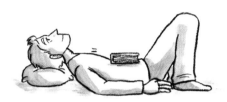

图 33　吐气时回到原位

- 在肚脐部位放一本有点重量的书。

- 吸气时让腹部鼓起并托起书。

- 吐气时腹部回到原位。

- 吸气是主动的行为，呼气是被动的行为。在吸气的时候，想象一下用少量的空气来膨胀腹腔，看着书的上升。在呼气的时候，想象一个气球慢慢地泄气，收缩自己的腹部。

步骤二短结。

- 吸气，轻轻隆出腹部。

- 呼气，轻轻收回腹部。

步骤三 边做腹式呼吸，边减少呼吸量

即便是第一、二步之后，还不能做腹式呼吸的人也不要放弃，因为多年的胸式呼吸习惯改起来需要时间，还没有习惯腹式呼吸的人也可以进入第三个步骤。第一步到第三步反复进行，直到能够自然地进行腹式呼吸。

所谓的减少呼吸就是减少每分钟吸入肺中的空气量，呼吸量减少，血液中的二氧化碳将增加，横膈膜相应会松软。如果你在前两个步骤里熟练地掌握了腹式呼吸，便可以非常容易地进行步骤三的练习。

用腹式呼吸减少呼吸量的方法有两种。一种是通过腹式呼吸让全身放松，身体放松了，呼吸量就会自然地减少。还有一种方法是将意识集中在自己的呼吸上，觉察呼吸的大小。通过专注呼吸的节奏，一两分钟即可知道自己吸入了多少空气到体内，持续关注自己的呼吸并逐渐放慢节奏，直到能够感到轻微缺氧。

这个缺氧感受是减少呼吸量练习的关键，是改变不好的呼吸习惯、更加接近自然有效的呼吸的信号。或许刚开始进行减少呼吸量训练时，很难维持缺氧的状态，但是如果想让身体状况有所改变并提高运动状态，就必须坚持训练。在这里奉上本书中最重要的一句话，也是我经常对学生重复的一句话："想做大呼吸恰恰是呼吸量减少的有效证据。"

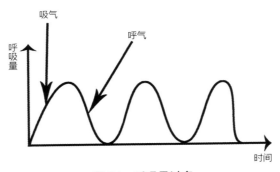

图 34　呼吸量过多

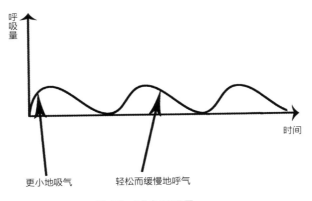

图 35　减少呼吸量

与测试 BOLT 值时的感觉一样，这种缺氧感觉不应该引起身体紧张，应该与普通行走时的感觉一样。

第三步要把腹式呼吸和减少呼吸量合为一体。你面对镜子进行，将有助于了解自己的呼吸动作。

- 伸展后背肌肉坐下。

- 一手放在胸部，另一手放在腹部，想象有根绳子吊着头顶，想象肋骨在缓慢伸展。

- 吸气，轻柔地鼓起腹部，胸部动作减到最小。

- 吐气，轻柔地收紧腹部，胸部动作减到最小。

- 始终用鼻子呼吸并调整呼吸的幅度，关注呼吸大小和节奏。

- 呼吸时用手掌对胸部和腹部施加温和的压力，对呼吸增加额外的阻力。

- 在手上压力增加的情况下，减少呼吸的幅度。

- 每一次呼吸都让吸入的空气量小于身体所需，保持吸入的空气量变少或者吸入时间变短。

- 呼气时放松，让肺和横膈膜自然活动，想象气球慢慢泄气的样子。

- 当吸入量越来越少，呼气越来越放松，呼吸动作就会越来越小。你可以在镜子里看到这些细微变化。

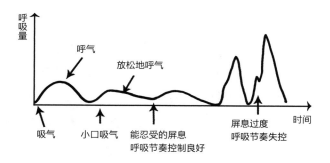

图 36　逐步减少呼吸量

　　这个简单的训练就能让呼吸幅度减少20%～30%，但是，如果胃部肌肉出现收缩、痉挛，呼吸节奏混乱、无法控制等情形，说明屏息过度了，这时停止训练15秒左右，等呼吸恢复正常后再开始。此外，为了减少呼吸动作，有意绷紧胸部和腹部也是练习中经常容易出现的一个错误做法，如果是这样也要停止训练15秒左右。重新开始训练时，用手掌轻压的方式来减少呼吸，而胸部和腹部要放松，不要在意每分钟的呼吸次数，虽然理想状态下每分钟的呼吸次数不应该增加，但BOLT值低于20秒的人做这个训练时呼吸次数有可能增加。如果出现这种情况，那就放慢呼吸节奏，平静下来，当BOLT值提高了，再进行减少呼吸训练时，能更容易地控制呼吸。

　　起初能够忍受缺氧的时间可能是20秒左右，坚持训练后这个时间会越来越长。请注意，缺氧的程度必须是可以忍耐的，而不是无法忍受的，每次屏息练习的目标是在可忍耐的情况下坚持3～5分钟。两组5分钟的训练便足以让呼吸中枢进行重新调整，将屏息时间一次拉长到10分钟。本书介绍的呼吸训练，大部分都要求进行两次屏息5分钟的练习，有信心能更长时间忍受缺氧的读者，可以把每次屏息训练时间延长到10分钟。

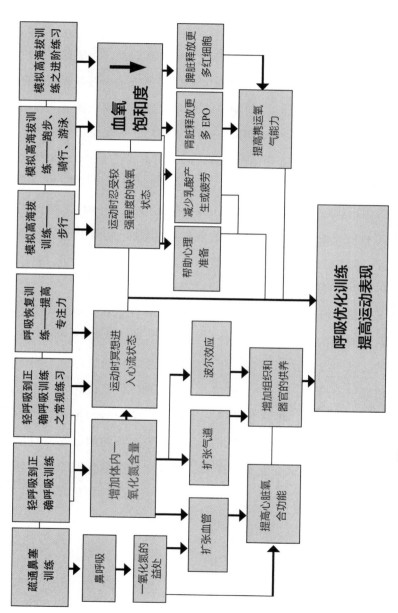

图 37 呼吸优化训练：涵盖诸多提高健康与体能表现因素

整体呼吸训练说明

步行或跑步时通过屏息训练制造中度或重度缺氧状态，可以达到与高强度训练同样的锻炼效果。鉴于此，以下人员不能进行这个训练：高龄人士，孕妇，患有高血压、心血管疾病、Ⅰ型糖尿病、肾脏病、抑郁症、癌症及有其他严重健康问题的患者，这些患者可以进行鼻呼吸训练和轻呼吸到正确呼吸训练。下面介绍的训练和其他运动一样，都要在饭后 2 小时进行。

BOLT 值低于 10 秒针对的呼吸训练
（健康状况不佳或者老年人）

- 每天早晨醒来测量 BOLT 值。

- 一天 24 小时都用鼻子呼吸，睡觉时嘴上贴胶布以确保睡眠期间用鼻子呼吸。

- 进行呼吸恢复训练，每次屏息 2～5 秒，10 分钟为 1 组，每天做 6 组。

- 恢复呼吸的另一种方法是，鼻子吐气后捏住鼻子屏息走 5～10 步，休息 1 分钟后再开始。这个训练重复 10 次。

- 每天闭嘴缓步走 10～15 分钟。如果还想用嘴呼吸，就停下来等呼吸恢复正常。

- 当 BOLT 值升高到 15 秒时，比起呼吸恢复训练，进行轻呼吸到正确呼吸训练将更有效果。BOLT 值低的人，这个训练每天至少进行 1 小时（10 分钟 1 组，做 6 组）。

- BOLT 值提高后，体育运动会比以前容易。应将目标设定为：通过 6～8 周的训练，使 BOLT 值提高到 25 秒。
- 填写下表记录你的进步。

BOLT 值低于 10 秒	标准	第一天	第二天	第三天	第四天	第五天	第六天	第七天
测量 BOLT 值	上午 7 点 耗时 7 秒							
呼吸恢复训练	上午 7 点 耗时 10 分钟							
呼吸恢复训练	上午 10 点 耗时 10 分钟							
呼吸恢复训练	上午 11 点 耗时 10 分钟							
呼吸恢复训练	下午 2 点 耗时 10 分钟							
呼吸恢复训练	下午 3 点 耗时 10 分钟							
呼吸恢复训练	下午 9 点 耗时 10 分钟							
慢走	下午 4 点 耗时 10 分钟							

BOLT 值为 10~20 秒针对的呼吸训练

- 每天早晨醒来就测量 BOLT 值。

- 一天 24 小时都用鼻子呼吸，睡觉时嘴上贴胶布以确保睡眠期间用鼻子呼吸。

- 经常关注自己的呼吸，确保呼吸沉稳而轻柔。

- 只要想叹息，就吞回去或者停止呼吸。如果做了叹息，用鼻子呼气后屏息 5~10 秒弥补流失的二氧化碳。

- 做轻呼吸到正确呼吸训练或呼吸恢复训练，10 分钟 1 组，每天 3 组。上午 1 次，下午 1 次，睡前 1 次。

- 每天步行时做 30~60 分钟的轻呼吸到正确呼吸训练，BOLT 值在 15 秒以上最好慢跑进行。

- 填写下表记录你的进步。

BOLT 值为 10～20 秒	标 准	第一天	第二天	第三天	第四天	第五天	第六天	第七天
测量 BOLT 值	上午 6：30 耗时 15 秒							
轻呼吸 训练	上午 6：30 耗时 10 分钟							
轻呼吸 训练	上午 8 点 耗时 10 分钟							
轻呼吸 训练	下午 10 点 耗时 10 分钟							
30-60 分钟训练	下午 3 点 耗时 40 分钟							

BOLT 值为 20 ~ 30 秒针对的呼吸训练

- 每天早晨醒来就测量 BOLT 值。

- 一天 24 小时都用鼻子呼吸，睡觉时嘴上贴胶布以确保睡眠期间用鼻子呼吸。

- 做轻呼吸到正确呼吸训练来降低呼吸量，10 分钟 1 组，1 天 3 组。上午 1 次，下午 1 次，睡前 1 次。

- 每隔 1 分钟边走边进行中等到高等强度的屏息训练，持续 10 分钟来模拟高海拔训练。

- 快走或慢跑状态下做轻呼吸到正确呼吸训练，每天 30 分钟到 1 小时。让身体放松，始终做鼻呼吸和腹式呼吸，最好有轻度缺氧的感觉。

- 步行或慢跑状态做 8~10 次屏息练习，模拟高海拔训练。

- 运动结束后做呼吸恢复训练。

- 填写下表记录你的进步。

BOLT 值为 20~30 秒	标准	第一天	第二天	第三天	第四天	第五天	第六天	第七天
测量 BOLT 值	上午 6：15 耗时 25 秒							
轻呼吸训练	上午 6：15 耗时 10 分钟							
轻呼吸训练	上午 10 点 耗时 10 分钟							
轻呼吸训练	下午 10 点 耗时 10 分钟							
轻呼吸步行 / 慢跑训练	下午 3 点 耗时 45 分钟							
模拟高海拔训练	运用于上述训练							

BOLT 值超过 30 秒针对的呼吸训练

- 每天早晨醒来就测 BOLT 值。

- 一天 24 小时都用鼻子呼吸,睡觉时嘴上贴胶布以确保睡眠期间用鼻子呼吸。

- 进行 10 分钟模拟高海拔训练,每隔 1 分钟边走边做屏息练习。

- 边跑边做轻呼吸到正确呼吸训练。

- 用鼻子呼吸跑步 20 分钟到 1 小时。

- 跑步途中做模拟高海拔训练,吐息后屏息跑 10~40 步,保持速度。

- 屏息结束恢复鼻呼吸,同时放松身体,跑步中每隔几分钟做屏息训练。

- 运动结束后做呼吸恢复训练。

- 隔天进行模拟高海拔训练之进阶训练。

- 睡前做 15 分钟轻呼吸到正确呼吸训练。

- 填写下表记录你的进步。

BOLT 值超过 30 秒	标 准	第一天	第二天	第三天	第四天	第五天	第六天	第七天
测量 BOLT 值	上午 7: 00 耗时 35 秒							
轻呼吸训练——跑步	上午 10 点 耗时 45 分钟							
模拟高海拔训练——跑步	运用于跑步运动							
模拟高海拔之进阶训练	中午 12 点		休息		休息		休息	
睡前轻呼吸训练	下午 10: 30 耗时 15 分钟							

BOLT 值为 10～30+ 秒针对的呼吸优化训练概要

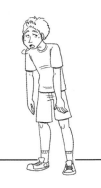

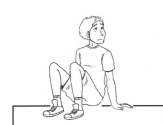

BOLT 值低于 10 秒

早上醒来测量 BOLT 值。

24 小时都用鼻子呼吸。

做轻呼吸恢复训练：每天 6 次，每次 10 分钟。

每天闭嘴慢走 10～15 分钟。

当 BOLT 值提高到 15 秒时，做轻呼吸到正确呼吸训练。

BOLT 值为 10～20 秒

早上醒来测量 BOLT 值。

24 小时都用鼻子呼吸。

不叹息，不做大呼吸。

做轻呼吸是正确呼吸训练：每天 3 次，每次 10 分钟。

轻呼吸是正确的呼吸之步行或慢跑，每天 30～60 分钟。

每次体育锻炼后做呼吸恢复训练。

图 38　BOLT 值提升之路

　　坚持训练，BOLT 值会逐步提高（见图 38），然后再增加训练强度，就可以达到更高的运动状态。参考图 39，确定到达成功的路径。

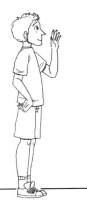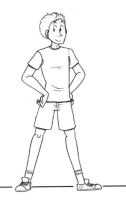

BOLT 值为 20～30 秒且身体健康

早上醒来测量 BOLT 值。

24 小时都用鼻子呼吸。

轻呼吸到正确呼吸训练：每天 3 次，每次 10 分钟。

运动前做热身活动。

轻呼吸到正确呼吸训练之快走或慢跑，每天 30～60 分钟。

模拟高海拔训练之步行或慢跑。

每次体育锻炼后做呼吸恢复训练。

BOLT 值超过 30 秒且身体健康

早上醒来测量 BOLT 值。

24 小时都用鼻子呼吸。

运动前做热身活动。

运动时做轻呼吸到正确呼吸训练。

模拟高海拔训练之步行或慢跑。

隔一天做 1 次模拟高海拔训练之进阶练习。

睡前做 15 分钟轻呼吸到正确呼吸训练。

图 39　BOLT 值进阶之路

针对想要瘦身或肥胖人士的呼吸训练
（适合所有 BOLT 值）

- 一天 24 小时都用鼻子呼吸。

- 睡觉时嘴上贴胶布，防止睡眠时张嘴呼吸。

- 平常生活中关注自己的呼吸，保持沉静、放松、安静的呼吸。

- 做轻呼吸到正确呼吸训练10～15分钟，每天 5 次，按如下节奏进行：

  * 工作前 10 分钟；

  * 午休 10 分钟；

  * 工作结束后 10 分钟；

  * 晚上看电视时 10 分钟或更长；

  * 睡前 15 分钟。

- 边走边做轻呼吸到正确呼吸训练，每天 30 分钟到 1 小时。
- BOLT 值超过 20 秒并具备屏息训练条件的人，边走边做 8～10 次模拟高海拔训练，以能感受到中等缺氧程度为宜。
- 要特别关注饥饿的感觉，只在真饿时吃，饱了就停下。
- 填写下表来记录你的进步。

减重	标准	第一天	第二天	第三天	第四天	第五天	第六天	第七天
测量 BOLT 值	上午 7：45 耗时 17 秒							
轻呼吸训练	上午 8 点 耗时 10 分钟							
轻呼吸训练	耗时 10 分钟							
轻呼吸训练	下午 12：30 耗时 10 分钟							
轻呼吸训练	下午 6 点 耗时 10 分钟							
轻呼吸训练	下午 11：15 睡前 15 分钟							
轻呼吸是正确的呼吸——步行	下午 3 点前完成							

针对儿童及青少年的呼吸训练

- 对儿童来说，疏通鼻塞训练是最好的练习方式，简单、快速、效果明显。
- 疏通鼻塞训练一天练习 12 次，六次为 1 组，早餐前 1 组，白天 1 组，屏息走的步数每周提高 10 步，80～100 步为最终目标。
- 做疏通鼻塞训练时，最好嘴上贴胶布以确保训练期间始终闭嘴，防止用嘴呼吸。
- 为了稳固鼻呼吸，看电视或在家时嘴上贴住胶布。
- 闭嘴时舌头顶上腭，用鼻子呼吸，一天 24 小时都这么做。
- 填写下表来记录你的进步。

儿童／少年	标准	第一天	第二天	第三天	第四天	第五天	第六天	第七天
白天第 1 次步数	25							
白天第 2 次步数	27							
白天第 3 次步数	30							
白天第 4 次步数	25							
白天第 5 次步数	28							
白天第 6 次步数	30							
傍晚第 7 次步数	35							
傍晚第 8 次步数	35							
傍晚第 9 次步数	37							
傍晚第 10 次步数	30							
傍晚第 11 次步数	40							
傍晚第 12 次步数	37							

附　录

屏息训练的上限及安全注意事项

屏息后氧气不能进入肺部，二氧化碳也不能呼出。屏息到极限，因血液中的氧气减少，身体为了确保心脏和脑部的氧气供应，会收缩不太重要的器官的血管，有时会手脚发凉，有时会出现"心动过缓"，即心跳变慢。最终导致血管收缩，血压升高，脾脏收缩，出现"潜水反应"。

陆地上的脊椎动物都有潜水反应，是对体内氧气供应下降的自动反射。这便是婴儿和儿童在水下本能地屏住呼吸的原因，而且经常进行呼吸练习的成年人，潜水反应会更明显。

屏息后，血液中的氧气含量从平常的 100 毫米汞柱开始下降，二氧化碳含量会超过正常的 40 毫米汞柱。屏息的极限是血液中的氧气降低到 62 毫米汞柱，二氧化碳升至 54 毫米汞柱。我们不可能屏息到昏迷的地步，经测算氧气水平降到 27 毫米汞柱、二氧化碳水平升到 90～120 毫米汞柱时，人会失去意识。身体具备针对氧气减少的防御体系，如潜水反应和晕厥，能确保我们不会在太长时间内消耗大脑的氧气供应，否则就会出现脑损伤。

本书介绍的屏息训练均在能忍受的缺氧范围内，是绝对安全的。但是患有高血压、心血管疾病、Ⅰ型糖尿病及其他重病的读者，不仅运动时，即便是静处时也不能进行屏息训练。

进行模拟高海拔训练时，感受到较强烈的缺氧状态是必要的，但禁止过度忍耐，再开始呼吸后，呼吸 2～3 次就能恢复正常呼吸是最好的屏息程度。在激烈的运动中做屏息训练，BOLT 值最低也得 20 秒以上。BOLT 值不到 20 秒的人，先做静处时和柔和运动时的屏息训练，争取先将 BOLT 值提高到 20 秒及以上。

尽管屏息训练增加了对二氧化碳的耐受性，但值得注意的是，它并没有削弱大脑对缺氧的安全反应，这便是有意识的屏息练习与睡眠中呼吸暂停的生理区别。在睡眠中，呼吸是无意识的，呼吸暂停有时会导致严重的健康问题。如果这些严重的问题是屏息带来的，可能有人会怀疑，屏息训练是否也有同样的危险。但对职业潜水运动员的研究发现，结果恰恰相反。伊万切夫（Ivancev）和他的同事进行了潜水员屏息能力和对二氧化碳耐受度关系的研究，潜水运动有可能使潜水员面临严重缺氧的危险，然而，通过反复练习，这些潜水员能够维持很长时间的屏息，即便在氧气水平严重下降的情况下，也不会出现脑损伤和昏厥。另一项研究则表明，潜水反应越强烈，越能抑制血氧饱和度的下降，保证更大血流循环。

屏息的三个阶段

根据缺氧的轻、中、重度，可将屏息分为三个阶段。

第一阶段，呼吸肌没有任何反应。因为二氧化碳浓度没有到达阈值，这是舒服的屏息。

第二阶段，感受中度缺氧痛苦。随着屏息时间加长，血液中二氧化碳浓度持续上升，到达阈值并刺激呼吸肌收缩或痉挛，试图吸入空气。屏息时间越长，呼吸肌反应越频繁。

第三阶段，已经不能再忍受缺氧痛苦，必须重新开始呼吸。

- 轻度缺氧：呼吸时无感觉。
- 中度缺氧：起初呼吸肌不自主收缩，但久之收缩愈加频繁。
- 重度缺氧：强烈的呼吸渴求，最终结束屏息。

影响屏息时间长短的要素

决定屏息时间长短的三个因素是：代谢率、无氧耐受力、体内积蓄的气体总量。

代谢率可以通过屏息前和屏息中的放松来降低；无氧耐受力通过经常练习屏息能够提高，除此之外，还有以下因素影响屏息时间。

- 专注力下降。

- 吸气后屏息还是呼气后屏息。

- 屏息前是否呼吸过多。

吸气后屏息,屏息时间会长。因为体内有大量的空气,可以稀释二氧化碳浓度,延缓脑神经对二氧化碳的反应时间。

屏息前做几次大呼吸也可以延长屏息时间,但是游泳时这样做是极其危险的。游泳前做大呼吸将会显著减少血液中的二氧化碳,但氧气的储存量不会增加。由于二氧化碳少,脑神经无法发出"呼吸"信号,因此在游泳者感到需要呼吸之前,氧气水平可能会下降到非常低的水平。这种情况会导致游泳者在水下失去意识,最坏的状况就是溺水死亡。美国海豹突击队的网站警告人们不要做如下尝试。

重要提示:我们注意到许多准备参加特种作战部队训练的人正在做水下屏息练习,最近已经发生了几起溺水和险些溺死的事件,**水下屏息练习一定要在专家监督下进行。**

参考文献

第 1 章　遭人误解的氧气悖论

1　When levels of carbon dioxide: Cheung S. *Advanced Environmental Exercise Physiology*. Champaign, IL: Human Kinetics; 2009.

2　"The carbon dioxide pressure": Bohr C, Hasselbalch K, Krogh A. Concerning a biologically important relationship—the influence of the carbon dioxide content of blood on its oxygen binding. *Skand Arch Physiol* 1904;16:401–12; www.udel.edu/chem/white/C342/Bohr%281904%29.html (accessed August 2012).

3　"an exercising muscle is hot": West JB. *Respiratory Physiology: The Essentials*. Philadelphia: Lippincott Williams & Wilkins; 1995.

4　In general, blood flow: Magarian GJ, Middaugh DA, Linz DH. Hyperventilation syndrome: A diagnosis begging for recognition. *West J Med*. 1983 May; 138(5):733–36.

5　A study by Dr. Daniel M. Gibbs: Gibbs DM. Hyperventilation-induced cerebral ischemia in panic disorder and effects of nimodipine. *Am J Psychiatry*. 1992 Nov;149(11):1589–91.

6 It is well documented that habitual mouth breathing: Kim EJ, Choi JH, Kim KW, et al. The impacts of open-mouth breathing on upper airway space in obstructive sleep apnea: 3-D MDCT analysis. *Eur Arch Otorhinolaryngol.* 2011 Apr;268(4):533–9. Kreivi HR, Virkkula P, Lehto J, Brander P. Frequency of upper airway symptoms before and during continuous positive airway pressure treatment in patients with obstructive sleep apnea syndrome. *Respiration.* 2010;80(6):488–94. Ohki M, Usui N, Kanazawa H, Hara I, Kawano K. Relationship between oral breathing and nasal obstruction in patients with obstructive sleep apnea. *Acta Otolaryngol Suppl.* 1996;523:228–30. Lee SH, Choi JH, Shin C, Lee HM, Kwon SY, Lee SH. How does open-mouth breathing influence upper airway anatomy? *Laryngoscope.* 2007 Jun;117(6):1102–6. Scharf MB, Cohen AP. Diagnostic and treatment implications of nasal obstruction in snoring and obstructive sleep apnea. *Ann Allergy Asthma Immunol.* 1998 Oct;81(4):279–87; quiz 287–90. Wasilewska J, Kaczmarski M. Obstructive sleep apnea-hypopnea syndrome in children. *Wiad Lek.* 2010;63(3):201–12. Rappai M, Collop N, Kemp S, deShazo R. The nose and sleep-disordered breathing: What we know and what we do not know. *Chest.* 2003 Dec;124(6):2309–23.

7 However, an increase of carbon dioxide opens: A study by Dr. van den Elshout from the department of pulmonary diseases at the University of Nijmegen in the Netherlands explored the effect on airway resistance when there is an increase of carbon dioxide (*hypercapnia*) or a decrease (*hypocapnia*). Altogether, fifteen healthy people and thirty with asthma were involved. The study found that an increase of carbon dioxide resulted in a "significant fall" in airway resistance in both normal and asthmatic subjects. This simply means that the increase of carbon

dioxide opened the airways to allow a better oxygen transfer to take place. Interestingly, individuals without asthma also experienced better breathing. Van den Elshout FJ, van Herwaarden CL, Folgering HT. Effects of hypercapnia and hypocapnia on respiratory resistance in normal and asthmatic subjects. *Thorax*. 1991;46(1):28–32.

8　Maintaining normal blood pH: Casiday R, Frey R. *Blood, Sweat, and Buffers: pH Regulation During Exercise. Acid-Base Equilibria Experiment*. www.chemistry.wustl.edu/~edudev/LabTutorials/Buffer/ Buffer.html (accessed August 20, 2012).

9　As the late chest physician Claude Lum: Lum LC. Hyperventilation: The tip and the iceberg. *J Psychosom Res*. 1975;19(5–6):375–83.

第2章　你有多健康——体内氧气水平测试（BOLT）

1　In fact, studies have shown: A study by Japanese researchers Miharu Miyamura and colleagues from Nagoya University, of ten marathon runners and fourteen untrained individuals found that athletes had a significantly greater tolerance to carbon dioxide at rest when compared with untrained individuals. The study found that for the same amount of exercise, athletes experienced 50 to 60 percent less breathlessness than that of untrained individuals. Miyamura M, YamashinaT, Honda Y. Ventilatory responses to CO_2 rebreathing at rest and during exercise in untrained subjects and athletes. *Jpn J Physiol*. 1976;26(3):245–54.

2　Oxidative stress occurs when: Finaud J, Lac G, Filaire E. Oxidative stress: Relationship with exercise and training. *Sports Med*. 2006;36(4):327–58.

3　It has been said that one: One difference between endurance athletes and nonathletes is decreased ventilatory responsiveness to hypoxia (low oxygen) and hypercapnia (higher carbon dioxide). Scoggin CH, Doekel RD, Kryger MH, Zwillich CW, Weil JV. Familial aspects of decreased hypoxic drive in endurance athletes. *J Appl Physiol.* 1978 Mar;44(3):464–8.

In a paper entitled "Low exercise ventilation in endurance athletes" that was published in *Medicine and Science in Sports*, the authors found that nonathletes breathe far heavier and faster to changes in oxygen and carbon dioxide when compared with endurance athletes at equal workloads. The authors observed that the lighter breathing of the athlete group may explain the link between "low ventilatory chemosensitivity and outstanding endurance athletic performance." Martin BJ, Sparks KE, Zwillich CW, Weil JV. Low exercise ventilation in endurance athletes. *Med Sci Sports.* 1979 Summer;11(2):181–5.

4   Studies have shown that athletic ability: In a study published in the *Journal of Applied Physiology* that compared thirteen athletes and ten nonathletes, the athletes' response to increased carbon dioxide was 47 percent of that recorded by the nonathlete controls. The authors noted that athletic ability to perform during lower oxygen pressure and higher carbon dioxide pressure corresponded to maximal oxygen uptake or VO_2 max. Byrne-Quinn E, Weil JV, Sodal IE, Filley GF, Grover RF. Ventilatory control in the athlete. *J Appl Physiol.* 1971 Jan;30(1):91–8. In another study conducted at the Research Centre of Health, Physical Fitness and Sports at Nagoya University in Japan, researchers evaluated nine initially untrained college students. Five out of the nine students took up physical training for three hours a day, three times a week for

four years. The researchers found that VO_2 max increased after training and the response of breathing to increased arterial carbon dioxide decreased significantly during each training period. Moreover, CO2 responsiveness was found to correlate negatively with maximum oxygen uptake in four out of the five trained subjects. Similarly to the previous study, subjects with reduced sensitivity to CO_2 experienced increased delivery of oxygen to working muscles. Miyamura M, Hiruta S, Sakurai S, Ishida K, Saito M. Effects of prolonged physical training on ventilatory response to hypercapnia. *Tohoku J Exp Med*. 1988 Dec;156 Suppl:125–35.

5　There is a strong association: Saunders PU, Pyne DB, Telford RD, Hawley JA. Factors affecting running economy in trained distance runners. *Sports Med*. 2004;34(7):465–85.

6　Researchers investigating reduced breathing found that running economy: Scientists investigated whether controlling the number of breaths during swimming could improve both swimming performance and running economy. A paper published in the *Scandinavian Journal of Medicine and Science in Sports* involved eighteen swimmers, ten men and eight women, who were assigned to two groups. The first group was required to take only 2 breaths per length and the second group 7 breaths. As swimming is one of the few sports that naturally limits breath intake, it is often of interest to scientists since reducing the amount of air consumed during training adds an additional challenge to the body and may lead to improvements in respiratory muscle strength. Interestingly, the researchers found that running economy improved by 6 percent in the group that performed reduced breathing during swimming. Lavin KM, Guenette JA, Smoliga JM, Zavorsky

GS. Controlled-frequency breath swimming improves swimming performance and running economy. *Scand J Med Sci Sports*. 2015 Feb;25(1):16–24.

7　As far back as 1975: Stanley NN, Cunningham EL, Altose MD, Kelsen SG, Levinson RS, Cherniack NS. Evaluation of breath holding in hypercapnia as a simple clinical test of respiratory chemosensitivity. *Thorax*. 1975 Jun;30 (3):337–43.

Japanese researcher Nishino acknowledged breath holding as one of the most powerful methods to induce the sensation of breathlessness, and that the breath hold test "gives us much information on the onset and endurance of dyspnea (breathlessness)." The paper noted two different breath-hold tests as providing useful feedback on breathlessness. According to Nishino, because holding of the breath until the first definite desire to breathe is not influenced by training effect or behavioral characteristics, it can be deduced to be a more objective measurement of breathlessness. Nishino T. Pathophysiology of dyspnea evaluated by breath-holding test: Studies of furosemide treatment. *Respir Physiol Neurobiol*. 2009 May 30;167(1):20–5.

8　Since carbon dioxide is the primary: Stanley et al. 1975, 337–43.

9　"If a person breath holds after a normal exhalation": McArdle W, Katch F, Katch V. *Exercise Physiology: Energy, Nutrition, and Human Performance*. 7th ed. Philadelphia: Lippincott Williams & Wilkins; 2010:289.

10　Breath-hold measurements have also been used: The department of physiotherapy at the University of Szeged, Hungary, conducted a study that investigated the relationship between breath-hold time and physical performance in patients with cystic fibrosis. Eighteen patients with varying stages of cystic fibrosis were studied to determine the value of the breath-hold time as an index of exercise tolerance. The breath-hold times of all patients were measured. Oxygen uptake (VO_2) and carbon dioxide elimination were measured breath by breath as the patients exercised. The researchers found a significant correlation between breath-hold time and VO_2 (oxygen uptake), concluding "that the voluntary breath- hold time might be a useful index for prediction of the exercise tolerance of CF patients." Taking this one step further, increasing the BOLT of patients with CF corresponds to greater oxygen uptake and reduced breathlessness during physical exercise. Barnai M, Laki I, Gyurkovits K, Angyan L, Horvath G. Relationship between breath-hold time and physical performance in patients with cystic fibrosis. *Eur J Appl Physiol*. 2005 Oct;95(2–3):172–8. Results from a study of thirteen patients with acute asthma concluded that the magnitude of breathlessness, breathing frequency, and breath-hold time was correlated with severity of airflow obstruction and, secondly, that breath-hold time varies inversely with the magnitude of breathlessness when it is present at rest. In simple terms, the lower the breath-hold time of asthmatics, the greater the breathing volume and breathlessness. Pérez-Padilla R, Cervantes D, Chapela R, Selman M. Rating of breathlessness at rest during acute asthma: Correlation with spirometry and usefulness of breath-holding time. *Rev Invest Clin*. 1989 Jul– Sep;41(3):209–13.

第 3 章　鼻子用来呼吸，嘴用来吃饭

1　Mouth breathing activates the upper chest: Swift AC, Campbell IT,

McKown TM. Oronasal obstruction, lung volumes, and arterial oxygenation. *Lancet*. 1988 Jan;1(8577):73–75.

2 Dentists and orthodontists have also: Harari D, Redlich M, Miri S, Hamud T, Gross M. The effect of mouth breathing versus nasal breathing on dentofacial and craniofacial development in orthodontic patients. *Laryngoscope*. 2010 Oct;120(10):2089–93. D'Ascanio L, Lancione C, Pompa G, Rebuffini E, Mansi N, Manzini M. Craniofacial growth in children with nasal septum deviation: A cephalometric comparative study. *Int J Pediatr Otorhinolaryngol*. 2010 Oct;74(10):1180–83. Baumann I, Plinkert PK. Effect of breathing mode and nose ventilation on growth of the facial bones. HNO. 1996 May;44(5):229–34. Tourne LP. The long face syndrome and impairment of the nasopharyngeal airway. *Angle Orthod*. 1990 Fall;60(3):167–76.

3 One of his observations: Price W (ed.). *Nutrition and Physical Degeneration*. 8th ed. La Mesa, CA: Price-Pottenger Nutrition Foundation; 2008:55.

4 In comparison, Catlin: Catlin G (ed.). *Letters and Notes on the Manners, Customs, and Condition of the North American Indians*. New York: Wiley & Putnam; 1842.

5 Most high-performance cars cannot: Sutcliffe S. Bugatti Veyron online review (2005). www.autocar.co.uk/car-review/bugatti/veyron/first-drives/bugatti- veyron (accessed September 2, 2014).

6 With such incredible efficiency: Burton M, Burton R. (eds.). *The International Wildlife Encyclopedia*. 3rd ed. New York: Marshall Cavendish Corp.; 2002:403.

7 The same is true: Morgan E. Aquatic Ape Theory. Primitivism. www.

primitiv ism.com/aquatic-ape.htm (accessed September 2, 2014).

8   Charles Darwin was: Ibid.

9   Birds, for example: Pelecaniformes. Wikipedia. en.wikipedia.org/wiki/ Pelecani formes (accessed September 2, 2014).

10 Guinea pigs and rabbits: Nixon JM. Breathing pattern in the guinea-pig. *Lab Anim.* 1974;8:71–7. Hernandez-Divers SJ. The rabbit respiratory system: Anatomy, physiology, and pathology. Proceedings of the Association of Exotic Mammal Veterinarians Scientific Program. Providence, RI; 2007:61–8.

11 Experience tells the: Jackson PGG, Cockcroft PD (eds.). *Clinical Examination of Farm Animals.* Oxford, UK, and Malden MA: Blackwell Science; 2002:70.

12 The late Dr. Maurice Cottle: Timmons BH, Ley R (eds.). *Behavioral and Psychological Approaches to Breathing Disorders.* New York: Springer; 1994.

13 In the yoga: Ramacharaka Y (ed.). Nostril vs. mouth breathing. In: *The Hindu- Yogi Science of Breath.* Waiheke Island, New Zealand: Floating Press; 1903.

14 Nose breathing imposes: Timmons, Ley (eds.), *Behavioral and Psychological Approaches.*

15 Nasal breathing warms: Fried R (ed.). *Hyperventilation Syndrome: Research and Clinical Treatment* (Johns Hopkins Series in Contemporary Medicine and Public Health). Baltimore, MD: Johns Hopkins University Press; 1987.

16 Nasal breathing removes: Ibid.

17 Nasal breathing during physical: Morton AR, King K, Papalia S, Goodman C, Turley KR, Wilmore JH. Comparison of maximal oxygen consumption with oral and nasal breathing. *Aust J Sci Med Sport*. 1995 Sep;27(3):51–5.

18 As discussed in the next section: Vural C, Güngör A. Nitric oxide and the upper airways: Recent discoveries. *Tidsskr Nor Laegeforen*. 1999 Nov 10;119(27): 4070–2. Doctors Maria Belvisi and Peter Barnes and colleagues from the National Heart and Lung Institute in the United Kingdom demonstrated that one of the roles of nitric oxide includes dilation of the smooth muscles surrounding the airways. Belvisi MG, Stretton CD, Yacoub M, Barnes PJ. Nitric oxide is the endogenous neurotransmitter of bronchodilator nerves in humans. *Eur J Pharmacol*. 1992 Jan 14;210(2):221–2. Djupesland PG, Chatkin JM, Qian W, Haight JS. Nitric oxide in the nasal airway: A new dimension in otorhinolaryngology. *Am J Otolaryngol*. 2001 Jan–Feb; 22(1):19–32. Lundberg JO. Nitric oxide and the paranasal sinuses. *Anat Rec (Hoboken)*. 2008 Nov;291(11):1479–84. Vural C, Güngör A. Nitric oxide and the upper airways: Recent discoveries. *Kulak Burun Bogaz Ihtis Derg*. 2003 Jan;10(1):39–44.

19 Mouth-breathing children are at greater risk: Okuro RT, Morcillo AM, Ribeiro MÂ, Sakano E, Conti PB, Ribeiro JD. Mouth breathing and forward head posture: Effects on respiratory biomechanics and exercise capacity in children. *J Bras Pneumol*. 2011 Jul–Aug;37(4):471–9. Conti PB, Sakano E, Ribeiro MA, Schivinski CI, Ribeiro JD. Assessment of the body posture of mouth-breathing children and adolescents. *J Pediatr (Rio J)*. 2011 Jul–Aug;87(4):357–63.

20　A dry mouth also increases acidification: Orthodontists online community. Mouth Breathing. orthofree.com/fr/default.asp?contentID=2401 (accessed January 7, 2015).

21　Mouth breathing causes: Ibid.

22　Breathing through the mouth: Kim et al. 2010, 533–9. Kreivi et al. 2010, 488–94. Ohki et al. 1996, 228–30. Lee et al. 2007 Jun, 1102–6. Scharf, Cohen 1998 Oct, 279–87; quiz 287–90.

23　When the first article appeared discussing: Chang, HR (ed.). *Nitric Oxide, the Mighty Molecule: Its Benefits for Your Health and Well-Being*. Jacksonville, FL: Mind Society; 2011.

24　And although nitric oxide: Ibid.

25　In 1992, nitric oxide: Culotta E, Koshland DE Jr. NO news is good news. *Science*. 1992 Dec 18;258(5090):1862–5.

26　In 1998, Robert F. Furchgott: Raju, TN. The Nobel chronicles. 1998: Robert Francis Furchgott (b 1911), Louis J Ignarro (b 1941), and Ferid Murad (b 1936). *Lancet*. 2000 Jul 22;356(9226):346. Rabelink, AJ. Nobel prize in medicine and physiology 1998 for the discovery of the role of nitric oxide as a signalling molecule. *Ned Tijdschr Geneeskd*. 1998 Dec 26;142(52):2828–30.

27　When I first began: Ignarro L. *NO More Heart Disease: How Nitric Oxide Can Prevent—Even Reverse—Heart Disease and Strokes*. Rprt. New York: St. Martin's Press; 2006. Cartledge J, Minhas S, Eardley I. The role of nitric oxide in penile erection. *Expert Opin Pharmacother*. 2001 Jan;2(1):95–107. Toda N, Ayajiki K, Okamura T. Nitric oxide and penile erectile function. *Pharmacol Ther*. 2005 May;106(2):233–66.

Chang, *Nitric Oxide, the Mighty Molecule*; 2012.

28 Nitric oxide is produced: Lundberg JO, Weitzberg E. Nasal nitric oxide in man. *Thorax*. 1999;(54):947–52. Chang, *Nitric Oxide, the Mighty Molecule*; 2012. Lundberg JO. Airborne nitric oxide: Inflammatory marker and aerocrine messenger in man. *Acta Physiol Scand Supp*l. 1996;633:1–27.

29 Scientific findings have shown: Maniscalco M, Sofia M, Pelaia G. Nitric oxide in upper airways inflammatory diseases. *Inflamm Res*. 2007 Feb;56(2):58–69. Lundberg 1996, 1–27. Lundberg, Weitzberg 1999, 947–52.

30 "During inspiration through the nose": Lundberg, Weitzberg 1999, 947–52.

31 This short-lived gas: Roizen MF, Oz MC. *You on a Diet: The Owner's Manual for Waist Management*. Rev. ed. New York: Free Press; 2009.

32 It helps to prevent high blood pressure: Ignarro, *NO More Heart Disease*; 2006.

33 The potency of nitric oxide: Cartledge, Minhas, Eardley 2001, 95–107. Toda, Ayajiki, Okamura 2005 May, 233–66.

34 In a study of a group of thirty-three: Gunhan K, Zeren F, Uz U, Gumus B, Unlu H. Impact of nasal polyposis on erectile dysfunction. *Am J Rhinol Allergy*. 2011 Mar–Apr;25(2):112–5.

35 And women can benefit: Roizen, Oz, *You on a Diet*, 2009.

36 In addition to improving your sex: Chang, *Nitric Oxide, the Mighty Molecule*; 2012.

37　Most important for athletes: Fried (ed.), *Hyperventilation Syndrome,* 1987.

38　They concluded that humming: Weitzberg E, Lundberg JO. Humming greatly increases nasal nitric oxide. *Am J Respir Crit Care Med.* 2003 Jul 15;166(2):144–5.

39　The results were an amazing: Three months following the instruction, results as published in the leading European rhinitis journal *Clinical Otolaryngology* showed a 70 percent reduction of symptoms such as nasal stuffiness, poor sense of smell, snoring, trouble breathing through the nose, trouble sleeping, and having to breathe through the mouth. Adelola OA, Oosthuiven JC, Fenton JE. Role of Buteyko breathing technique in asthmatics with nasal symptoms. *Clin Otolaryngol.* 2013 Apr;38(2):190–1.

第4章　从轻呼吸到正确呼吸

1　"And the third level": Pei C. *Qi Gong for Beginners.* DVD. Body Wisdom; 2009.

2　The traditional Chinese philosophy: Blofeld J. *Taoism: The Road to Immortality.* Boulder, CO: Shambhala; 1978.

3　While the kid's manners: *Lavell Crawford kids on fat people.* www.youtube.com/all_comments?v=U6rFzngemUE (accessed September 2, 2014).

4　Authentic professional yoga: Researcher Miharu Miyamura investigated the sensitivity to carbon dioxide during respiration of 1 breath per minute for an hour by a professional Hatha yogi. Results showed that authentic yoga practitioners have reduced sensitivity to carbon dioxide. Miyamura M, Nishimura K, Ishida K, Katayama K, Shimaoka M, Hiruta S. Is man able to breathe once a minute for an hour? The effect of yoga respiration on blood gases. *Jpn J Physiol*. 2002 Jun;52(3):313–6.

第 5 章　从远古部落说起——还原人类原本的呼吸方式

1　Tom theorized that: Tom Piszkin. Personal e-mail to Patrick McKeown, August 2014.

2　His results showed: Babbitt B. Gun shot at the Oakland Coliseum. *Competitor Magazine*. 1988. www.ttinet.com/tf/about2.htm (accessed July 1, 2012).

3　When researchers studied: Douillard J. *Perfect Health for Kids: Ten Ayurvedic Health Secrets Every Parent Must Know*. Berkeley, CA: North Atlantic Books; 2004.

4　To date, he: Sebring L. What does it really feel like to be a healthy human? *Whole Human* (blog). the-whole-human.com/article/lane-sebring-md/what-does-it- really-feel-be-healthy-human (accessed June 10, 2013).

5　Just like our ancestors: Ibid.

6　Incorporating this concept: Woorons X, Mollard P, Pichon A, Duvallet A, Richalet JP, Lamberto C. Effects of a 4-week training with voluntary hypoventilation carried out at low pulmonary volumes. *Respir Physiol Neurobiol*. 2008 Feb 1;160(2):123–30.

7　The vast majority of sports: LaBella CR, Huxford MR, Grissom J, Kim KY, Peng J, Christoffel KK. Effect of neuromuscular warm-up on injuries in female soccer and basketball athletes in urban public high schools: Cluster randomized controlled trial. *Arch Pediatr Adolesc Med.* 2011 Nov;165(11):1033–40. Woods K, Bishop P, Jones E. Warm-up and stretching in the prevention of muscular injury. *Sports Med.* 2007;37(12):1089–99. Shellock FG, Prentice WE. Warming- up and stretching for improved physical performance and prevention of sports-related injuries. *Sports Med.* 1985 Jul–Aug;2(4):267–78.

8　Having successfully completed forty: Danny Dreyer, Founder & President. ChiRunning. www.chirunning.com/about/staff-profile/danny-dreyer (accessed September 2, 2014).

9　A firm exponent of nasal breathing: Dreyer D, Dreyer K. *ChiRunning: A Revolutionary Approach to Effortless, Injury-Free Running.* Rev. ed. New York: Simon & Schuster; 2009:54.

第 6 章　自然（合法）提高竞技优势的方法

1　According to the United States: Wilber RL. Application of altitude/hypoxic training by elite athletes. *Med Sci Sports Exerc.* 2007 Sep;39(9):1610–24.

2　This addition of blood: Ekblom BT. Blood boosting and sport. *Baillieres Best Pract Res Clin Endocrinol Metab.* 2000 Mar;14(1):89–98.

3　By the early 1990s: Sawka MN, Joyner MJ, Miles DS, Robertson RJ, Spriet LL, Young AJ. American College of Sports Medicine position stand: The use of blood doping as an ergogenic aid. *Med Sci Sports Exerc.* 1996 Jun;28(6):i–viii.

4　Early reports involved: Walsh D. *From Lance to Landis: Inside the*

American Doping Controversy at the Tour de France. New York: Ballantine Books; 2007.

5 During the race: Fotheringham W. *Put Me Back on My Bike: In Search of Tom Simpson*. New ed. London: Yellow Jersey Press; 2007. The death of Tom Simpson. BBC World Service. www.bbc.co.uk/programmes/p00hts7t (accessed September 2, 2014).

6 With a determined effort: Remembering a sensation. BBC. www.bbc.co.uk/insideout/northeast/series6/cycling.shtml (accessed September 2, 2014).

7 Later, investigators would: Ibid.

8 "To Lance's way": Ungoed-Thomas J. Lance Armstrong "given drugs in lunch bag," claims teammate Tyler Hamilton. *Sunday Times*. September 2, 2012.

9 Summed up in the statement: USADA. Statement from USADA CEO Travis T. Tygart Regarding the U.S. Postal Service Pro Cycling Team Doping Conspiracy. cyclinginvestigation.usada.org (accessed January 14, 2015).

10 When Winfrey asked: Oprah Winfrey. Interview with Lance Armstrong. www.oprah.com/own/Lance-Armstrong-Confesses-to-Oprah-Video (accessed September 2, 2014).

11 Looking back, Swart: Pegden E. Swart vindicated by Armstrong report. *Waikato Times*. October 12, 2012. Available at www.stuff.co.nz/sport/other- sports/7805732/Swart-vindicated-by-Armstrong-report (accessed January 14, 2015).

12 "I've always understood": *Rough Rider*. RTE Television. www.rte.ie/tv/

programmes/roughrider.html (accessed September 2, 2014).

13　Levels of hemoglobin: Hemoglobin. MedlinePlus. www.nlm.nih.gov/ medlin eplus/ency/article/003645.htm (accessed August 15, 2012).

14　Hematocrit is usually: Hematocrit. MedlinePlus. www.nlm.nih.gov/ medline plus/ency/article/003646.htm (accessed April 20, 2013).

15　Athletes still use: Levine BD, Stray-Gundersen J. A practical approach to altitude training: Where to live and train for optimal performance enhancement. *Int J Sports Med.* 1992 Oct;13 Suppl 1:209–12.

16　To limit the detraining: Levine BD. Intermittent hypoxic training: Fact and fancy. *High Alt Med Biol.* 2002 Summer;3(2):177–193. Levine BD. Should "artificial" high altitude environments be considered doping? *Scand J Med Sci Sports.* 2006 Oct;16(5):297–301. Levine BD, Stray-Gundersen J. "Living high-training low": Effect of moderate-altitude acclimatization with low-altitude training on performance. *J Appl Physiol.* 1997 Jul;83(1):102–12.

17　Levine and Stray-Gundersen: Levine, Stray-Gundersen 1997, 102–12. 102 These improvements were: Ibid.

18　Furthermore, the increase: Stray-Gundersen J, Chapman RF, Levine BD. "Living high–training low" altitude training improves sea level performance in male and female elite runners. *J Appl Physiol.* 2001 Sep;91(3):1113–20.

19　During the 2006 Torino: Wallechinsky D. *The Complete Book of the Winter Olympics.* Turin 2006 ed. Wilmington, DE: Sport Media Publishing; 2005.

20　The authors of the study concluded that although: Moderate-intensity aerobic training that improves the maximal aerobic power does not change anaerobic capacity, and adequate high-intensity intermittent training may improve both anaerobic and aerobic energy supplying systems significantly. Tabata I, Nishimura K, Kouzaki M, et al. Effects of moderate-intensity endurance and high- intensity intermittent training on anaerobic capacity and VO$_2$ max. *Med Sci Sports Exerc.* 1996 Oct;28(10):1327–30.

21 Posttrial results: Bailey SJ, Wilkerson DP, Dimenna FJ, Jones AM. Influence of repeated sprint training on pulmonary O$_2$ uptake and muscle deoxygenation kinetics in humans. *J Appl Physiol.* 2009 Jun;106(6):1875–87.

22 This means that the athletes: Jones A. Understand the body's use of oxygen during exercise: Oxygen kinetics—start smart for a mean finish! *Sports Performance Bulletin.* www.pponline.co.uk/encyc/ understand-the-bodys-use-of-oxygen- during-exercise-36326 (accessed April 20, 2013). Hagberg JM, Hickson RC, Ehsani AA, Holloszy JO. Faster adjustment to and recovery from submaximal exercise in the trained state. *J Appl Physiol Respir Environ Exerc Physiol.* 1980 Feb;48(2):218–24.

23 For hundreds of thousands of years: Rahn H, Yokoyama T. *Physiology of Breath- Hold Diving and the Ama of Japan.* Washington, D.C.: National Academy of Sciences–National Research Council; 1965:369.

24 and some evolutionary theorists: Hardy A. Was man more aquatic in the past? *New Scientist.* March 17, 1960. Hardy A. Was there a *Homo aquaticus? Zenith.* 1977;15(1): 4–6.

25 Generally, most humans: World records. Association Internationale pour

le Développement de l'Apnée. www.aidainternational.org/competitive/ worlds- records (accessed July 6, 2012).

26 A number of studies have sought: Isbister JP. Physiology and pathophysiology of blood volume regulation. *Transfus Sci.* 1997 Sep;18(3):409–23. Koga T. Correlation between sectional area of the spleen by ultrasonic tomography and actual volume of the removed spleen. *J Clin Ultrasound.* 1979 Apr;7(2):119–20. Erika Schagatay is the director of research at Mid Sweden University. Her interest in physiology began after she met native breath-hold divers from several tribes, including Japanese *ama* and Indonesian Suku Laut and Bajau, who were able to hold their breath for far longer than medical literature stated was possible. Schagatay has completed a number of studies on the effects of holding the breath on both trained and untrained breath-hold divers. People. Mid Sweden University.　www.miun.se/ en/Research/Our-Research/Research- groups/epg/About-EPG/People (accessed August 29, 2012).

One of Schagatay's studies involved twenty healthy volunteers, including ten who had their spleens removed, to determine the adaptations caused by short- term breath holding. The volunteers performed 5 breath holds of maximum duration (as long as possible for each individual) with a 2-minute rest in between each. The results found that the volunteers with spleens showed a 6.4 percent increase in hematocrit (Hct) and a 3.3 percent increase in hemoglobin concentration (Hb) following the breath holds. This means that after just 5 breath holds, the oxygen-carrying capacity of the blood was significantly improved. However, for the individuals who had their spleens removed, there were no recorded changes to the blood resulting from breath holding. Schagatay E, Andersson JP, Hallén M, Pålsson B. Selected contribution: Role of spleen emptying in prolonging apneas in humans. *Journal of Applied Physiology*. 2001 Apr;90(4):1623–9.

During a separate study by Schagatay, seven male volunteers performed 2 sets of 5 breath holds to near maximal duration, one in air and the other with their faces immersed in water. Each breath hold was separated by 2 minutes of rest and each set separated by 20 minutes. Both Hct and Hb concentration increased by approximately 4 percent across both series of breath holds—in air and in water. Schagatay E, Andersson JP, Nielsen B. Hematological response and diving response during apnea and apnea with face immersion. *Eur J Appl Physiol*. 2007 Sep;101(1):125–32.

27 The spleen is an organ: Isbister 1997, 409–23.

28 This means that after as few: Schagatay, Andersson, Nielsen 2007 Sep, 125–32.

29 breath-hold divers peaked: A study by Baković et al. from University of Split School of Medicine, Croatia, was conducted to investigate spleen responses resulting from 5 maximal breath holds. Ten trained breath-hold divers, ten untrained volunteers, and seven volunteers who had their spleen removed were recruited. The subjects performed 5 maximum breath holds with their face immersed in cold water, and each breath hold was separated by a 2-minute rest. The duration of the breath holds peaked at the third attempt, with breath-hold divers reaching 143 seconds, untrained divers reaching 127 seconds, and splenectomized persons achieving 74 seconds. Spleen size decreased by a total of 20 percent in both breath-hold divers and the untrained volunteers.

Researchers concluded that the results show rapid, probably active contraction of the spleen in response to breath hold in humans. Rapid spleen contraction and its slow recovery may contribute to prolongation of successive, briefly repeated breath-hold attempts. Baković D, Valic Z, Eterović D, et al. Spleen volume and blood flow response to repeated breath-hold apneas. *J Appl Physiol.* 2003 Oct;95(4):1460–6.

30　Not only that but: Ibid.

31　While these studies generally: In a paper by Dr. Espersen and colleagues from Herlev Hospital, University of Copenhagen, Denmark, splenic contraction was found to take place even with very short breath holds of 30 seconds. However, the strongest contraction of the spleen was as it released blood cells into circulation, occurring when a subject held their breath for as long as possible. Espersen K, Frandsen H, Lorentzen T, Kanstrup IL, Christensen NJ. The human spleen as an erythrocyte reservoir in diving-related interventions. *J Appl Physiol.* 2002 May;92(5):2071–9.

32　However, the strongest contractions: Ibid.

33　Another useful piece of: This study in particular provides pertinent information about the consequence of breath holding: Since there was no visible increase in the results of breath holding with the subjects' faces immersed in water, the authors concluded that the breath hold, or its consequences, is the major stimulus evoking splenic contraction. Schagatay, Andersson, Nielsen 2007 Sep, 125–32.

34　Performing just 3 to 5 breaths: Ibid.

35　While this reduces the: In his doctoral thesis entitled "Haematological changes arising from spleen contraction during breath hold and altitude in humans," Matt Richardson investigated the role played by higher levels of carbon dioxide.

Eight non-divers performed 3 sets of breath holds on three separate days under different starting conditions, varying the levels of carbon dioxide available to the subjects before each test. The first test was preceded by the breathing of 5 percent CO_2 in oxygen (hypercapnic), the second with pre-breathing of 100 percent oxygen (normocapnic), and the third with hyperventilation of 100 percent oxygen (hypocapnic).

The duration of each breath hold was kept constant in all 3 sets, and baseline values of Hb and Hct were the same for all conditions. After the 3 breath holds, the increase in Hb in the hypercapnic (higher carbon dioxide) trial was 9.1 percent greater than in the normal carbon dioxide trial (normocapnic) and 71.1 percent greater than in the lower carbon dioxide trial (hypocapnic). Richardson concluded that an increased capnic stimulus during breath hold may elicit a stronger spleen response and subsequent Hb increase than breath hold preceded by hyperventilation. Richardson, MX. Hematological changes arising from spleen contraction during apnea and altitude in humans. Doctoral dissertation. Mid Sweden University; 2008.

36 Higher levels of carbon dioxide: Ibid.

37 By exhaling and holding the breath: Dillon WC, Hampl V, Shultz PJ, Rubins JB, Archer SL. Origins of breath nitric oxide in humans. *Chest.* 1996 Oct;110(4):930–8.

38 One of the functions of EPO: Joyner MJ. VO$_2$MAX, blood doping, and erythropoietin. *Br J Sports Med.* 2003 Jun;37(3):190–191. Lemaître F, Joulia F, Chollet D. Apnea: A new training method in sport? *Med*

Hypotheses. 2010 Mar;74(3):413–5.

39　Breath holding is an effective: Lemaître, Joulia, Chollet 2010 Mar, 413–5.

40　The concentration of EPO: De Bruijn and colleagues from the department of natural sciences, Mid Sweden University, investigated whether subjecting the body to lower oxygen levels by holding the breath could increase EPO concentration. The study involved ten healthy volunteers performing 3 sets of 5 maximum duration breath holds, with each set separated by 10 minutes of rest. Results showed that EPO concentration increased by 24 percent, peaking three hours after the final breath hold and returning to baseline two hours later. De Bruijn R, Richardson M, Schagatay E. Increased erythropoietin concentration after repeated apneas in humans. *Eur J Appl Physiol.* 2008 Mar;102(5):609–13.

41　A clear example: Cahan C, Decker MJ, Arnold JL, Goldwasser E, Strohl KP. Erythropoietin levels with treatment of obstructive sleep apnea. *J Appl Physiol.* 1995 Oct;79(4):1278–85. A study by Winnicki and colleagues from the Medical University of Gdansk, Poland, tested the hypothesis that the repetitive lowering of oxygen levels from breath holds during sleep apnea increase EPO. The study involved eighteen severe and ten very mild patients. Results showed a 20 percent increase to EPO in patients with severe obstructive sleep apnea, which decreased following elimination of the breath holds by treatment. Winnicki M, Shamsuzzaman A, Lanfranchi P, et al. Erythropoietin and obstructive sleep apnea. *Am J Hypertens.* 2004 Sep;17(9):783–6.

42　As U.S. Army general: Patton GS Jr. *Third Army, Standard Operating Procedures,* 1944. historicaltextarchive.com/sections.php? action=read&artid=384

(accessed September 2, 2014).

43 Studies with athletes have demonstrated: Lemaître F, Polin D, Joulia F, et al. Physiological responses to repeated apneas in underwater hockey players and controls. *Undersea Hyperb Med.* 2007 Nov–Dec;34(6):407–14. Woorons X, Bourdillon N, Vandewalle H, et al. Exercise with hypoventilation induces lower muscle oxygenation and higher blood lactate concentration: Role of hypoxia and hypercapnia. *Eur J Appl Physiol.* 2010 Sep;110(2):367–77.

44 Dr. Joseph Mercola: Mercola J. Baking soda uses: To remove splinters—and to address many other health needs. Mercola.com. August 27, 2012. articles.mer cola.com/sites/articles/archive/2012/08/27/baking-soda-natural-remedy.aspx (accessed June 10, 2013).

45 The therapeutic potential: Marty Pagel, PhD, awarded \$2 million NIH grant to study impact of baking soda on breast cancer. University of Arizona Cancer Center. March 21, 2012. azcc.arizona.edu/node/4187 (accessed August 10, 2012).

46 Over the years many: J. Edge and colleagues at the University of Australia in Perth conducted a study of the effects of bicarbonate of soda on the ability of muscles to neutralize the acid that accumulates during high-intensity training. In Edge's study, sixteen recreationally active women were recruited and randomly placed in two groups of eight. One group ingested bicarbonate of soda and the other ingested a placebo. The results showed that the bicarbonate group experienced greater improvements in lactate threshold and time to fatigue. Their working muscles were better able to neutralize the acid resulting from training, showing improvements to endurance performance. Edge J, Bishop

D, Goodman C. Effects of chronic NaHCO$_3$ ingestion during interval training on changes to muscle buffer capacity, metabolism, and short-term endurance performance. *J Appl Physiol*. 2006 Sep;101(3):918–25.

In a study at the University of Bedfordshire in the UK, researchers investigated the effects of sodium bicarbonate on maximum breath-hold time. Eight recreational breath-hold divers were recruited to partake in two bouts of 3 monitored breath holds while their faces were immersed in water. Following the study, the authors suggested that ingestion of bicarbonate of soda before breath holds prolongs maximum breath-hold time by approximately 8.6 percent. Sheard PW, Haughey H. Sodium bicarbonate and breath-hold times. Effects of sodium bicarbonate on voluntary face immersion breath-hold times. *Undersea Hyperb Med*. 2007 Mar–Apr;34(2):91–7.

Researchers from the Academy of Physical Education in Katowice, Poland conducted a study to evaluate the effects of oral administration of sodium bicarbonate on swim performance in competitive youth swimmers. The swimmers completed two time trials: one after ingestion of bicarbonate and one after ingestion of a placebo. Total time for the 4 x 50m test trial improved from 1.54.28 to 1.52.85 s. In addition, bicarbonate had a significant effect on resting blood pH. Researchers concluded that the ingestion of sodium bicarbonate in youth athletes is an effective buffer during high-intensity interval swimming and suggested that such a procedure may be used in youth athletes to increase training intensity and swimming performance in competition at distances from 50 to 200m. Zajac A, Cholewa J, Poprzecki S, Waskiewicz Z, Langfort J. Effects of sodium bicarbonate ingestion on swim performance in youth athletes. *J Sports Sci Med*. 2009 Mar

1;8(1):45–50.

47 During high-intensity: Edge, Bishop, Goodman 2006 Sep, 918–25. 114
    By ingesting bicarbonate: Ibid.

48 The ingestion of bicarbonate: Sheard, Haughey. 2007 Mar–Apr, 91–7.

49 Researchers who have investigated: Zajac, Cholewa, Poprzecki,
    Waskiewicz, Langfort 2009 Mar 1, 45–50.

50 These benefits have even: Siegler and Hirscher from the department of
    sport, health, and exercise science, University of Hull, UK, conducted
    a study to observe "the ergogenic potential of sodium bicarbonate
    ($NaHCO_3$) ingestion on boxing performance." Ten amateur boxers
    were prematched for weight and boxing ability, and ingested either
    bicarbonate or a placebo. Sparring bouts consisted of four 3-minute
    rounds, each separated by a 1-minute rest. The paper concluded that a
    standard dose of bicarbonate "improves punch efficacy during 4 rounds
    of sparring performance." Siegler JC, Hirscher K. Sodium bicarbonate
    ingestion and boxing performance. *J Strength Cond Res.* 2010
    Jan;24(1):103–8.

51 Marathon runners are: Almond CS, Shin AY, Fortescue EB, et al.
    Hyponatremia among runners in the Boston Marathon. *N Eng J Med.*
    2005 Apr 14;352(15):1550–6.

52 In a 2002 study: Ibid.

53 The state medical: Smith S. Marathon runner's death linked to excessive
    fluid intake. *Boston Globe.* August 13, 2002. www.remembercynthia.
    com/Hypona tremia_BostonGlobe.htm (accessed September 2, 2014).

54 Commenting on the tragedy: *Doctors*: Marathoner died from too much

water, hyponatremia a danger in long-distance sports. WCVB 5. August 13, 2002. www.wcvb.com/Doctors-Marathoner-Died-From-Too-Much-Water/11334548#!bOn 5pH (accessed September 2, 2014).

55 In his book *Facing Up*: Grylls B. *Facing Up: A Remarkable Journey to the Summit of Everest*. London: Pan; 2001:29.

56 Almost half of those: Maggiorini M. Mountaineering and altitude sickness. *Ther Umsch*. 2001 Jun;58(6):387–93.

57 At least one study shows: In a dissertation by Dr. Zubieta-Calleja, entitled "Human adaptation to high altitude and to sea level," the author noted that "patients with high hematocrit values had nearly twice as long breath holding times as normal and were able to sustain desaturation (of oxygen) at very low levels." Zubieta-Calleja G. *Human Adaptation to High Altitude and to Sea Level: Acid-Base Equilibrium, Ventilation and Circulation in Chronic Hypoxia*. Copenhagen: VDM; 2010.

58 The air in mountainous: Gallagher SA, Hackett PH. High-altitude illness. *Emerg Med Clin North Am*. 2004 May;22(2):329–55.

59 Other symptoms arising: Hackett PH, Roach RC. High-altitude illness. *N Engl J Med*. 2001 Jul 12;345(2):107–14.

60 This is a common occurrence: Moloney E, O'Sullivan S, Hogan T, Poulter LW, Burke CM. Airway dehydration: A therapeutic target in asthma? *Chest*. 2002 Jun;121(6):1806–11.

第 7 章　在低海拔地区进行高海拔训练

1 World-renowned Brazilian: Lee F. Breathe right and win. Viewzone. com. www.viewzone.com/breathing.html (accessed August 15, 2012).

2 De Oliveira's goal was to: Ibid.

3 De Oliveira's techniques: Tom Piszkin. Interview with Luiz de Oliveira. Personal e-mail to Patrick McKeown, November 2012.

4 In total, the athletes: Ibid.

5 "But if you use my drill": Lee, Breathe right and win.

6 Maintaining form during: Ibid.

7 According to de Oliveira: Tom Piszkin. Interview with Luiz de Oliveira. Personal e-mail to Patrick McKeown, November 2012.

8 By the end of 1984: Joaquim Cruz. Wikipedia. en.wikipedia.org/wiki/ Joaquim_Cruz (accessed April 20, 2013).

9 The legendary Czech: Litsky F. Emil Zatopek, 78, ungainly running star, dies. *New York Times*. November 23, 2000. www.nytimes. com/2000/11/23/sports/emil-zatopek-78-ungainly-running-star-dies. html (accessed September 2, 2014).

10 On the first day: Vaughan D. "Running": A great Czech athlete inspires a French novelist. Radio Praha. August 24, 2013. www.radio.cz/en/ section/books/running-a-great-czech-athlete-inspires-a-french- novelist (accessed September 2, 2014).

11 On the second day: Ibid.

12 Rupp's headphones: Fairbourn J. Farah "confused" when making 2 hour claim says Salazar. *Eightlane* (blog). October 6, 2013. eightlane.org/ farah-confused- making-2-hour-claim-salazar/ (accessed September 2, 2014).

13 However, unlike some: Sheila Taormina. Personal e-mail to Patrick

McKeown, December 9, 2013.

14 After breath-hold training: French researcher Lemaître found that breath holds could also improve swimming coordination. After breath-hold training, swimmers showed increases in VO_2 peak as well as an increase in the distance traveled with each swimming stroke. The researchers concluded that their studies indicated that "breath-hold training improves effectiveness at both peak exercise and submaximal exercise and can also improve swimming technique by promoting greater propulsive continuity." Lemaître F, Seifert L, Polin D, Juge J, Tourny-Chollet C, Chollet D. Apnea training effects on swimming coordination. *J Strength Cond Res.* 2009 Sep;23(6):1909–14.

15 Researchers investigating: In addition to studying the effects of breath-hold training on swimming coordination, Lemaître and colleagues also investigated the effects of short repeated breath holds on breathing pattern in trained underwater hockey players (UHP) and untrained subjects (controls). Twenty male subjects were recruited, with ten members of a national underwater hockey team allocated to the UHP group, and ten subjects with little training and no breath hold experience allocated to the control group.

The subjects performed 5 breath holds while treading water with their faces immersed. The breath holds were spaced 5 minutes apart and performed after a deep but not maximal inhalation. The underwater hockey players were noted to have reduced breathlessness and higher concentration of CO_2 in exhaled breath after the test ($ETCO_2$). Lemaître et al. 2007 Nov–Dec, 407–14.

16 In addition, lactate: Ibid.

17 The effect of this method: Researchers from the Human Performance Laboratory, University of Calgary, Canada, conducted a study to investigate the relationship between a decrease of oxygen concentration during exercise and erythropoietin (EPO) production. Five athletes cycled for 3 minutes at an intensity greater than maximal (supramaximal) at two different elevations: 1,000m and 2,100m. Oxygen saturation of hemoglobin was lower than 91 percent for approximately 24 seconds during exercise at 1,000 meters and for 136 seconds during exercise at 2,100 meters, with EPO levels increasing by 24 percent and 36 percent respectively following the exercise. Roberts D, Smith DJ, Donnelly S, Simard S. Plasma-volume contraction and exercise-induced hypoxaemia modulate erythropoietin production in healthy humans. *Clin Sci.* 2000 Jan;98(1):39–45.

Korean researchers Choi et al. carried out a study on 263 subjects to determine the relationship between hematocrit levels and obstructive sleep apnea (involuntary holding of the breath during sleep). Patients with severe sleep apnea had significantly higher levels of hematocrit than mild and moderate OSA. Study findings showed that hematocrit levels were significantly correlated with percent of time spent at oxygen saturation of below 90 percent, as well as average oxygen saturation. Choi JB, Loredo JS, Norman D, et al. Does obstructive sleep apnea increase hematocrit? *Sleep Breath.* 2006 Sep;10(3):155–60.

18 Lowering oxygen saturation: Roberts, Smith, Donnelly, Simard 2000, 39–45. 135 Maintaining an oxygen: Ibid.

19 Performing just 5 maximum: Lemaître et al. 2007 Nov–Dec, 407–14. Schagatay E, Haughey H, Reimers J. Speed of spleen volume changes

evoked by serial apneas. *Eur J Appl Physiol.* 2005 Jan;93(4):447–52.

20 Breath-hold divers: Resting Hb mass in trained breath-hold divers was 5 percent higher than in untrained divers. In addition, breath-hold divers showed a larger relative increase to Hb after three apneas. The paper noted that "the long-term effect of apnea training on Hb mass might be implicated in elite divers' performance." Lemaître, Joulia, Chollet 2010, 413–5.

21 In addition, experienced: Matt Richardson investigated the hematological responses to maximal apneas performed by three groups: elite apneic divers, elite cross-country skiers, and untrained subjects. Pretest hemoglobin tended to b e higher in the diver group than both skiers and untrained individuals. Each subject was required to perform 3 maximal breath holds separated by 2 minutes of rest and normal breathing. Following the breath holds, all groups responded with increased hemoglobin, with divers showing the largest increase. The duration of the third breath-hold time was 187 seconds in divers, 111 seconds in skiers, and 121 seconds in untrained individuals. The authors observed that the higher Hb concentration in divers "suggests that regular apnea practice could impart a specific training effect, effecting haematological responses to apnea in a manner that differs from that of exercise training." Richardson M, de Bruijn R, Holmberg HC, Björklund G, Haughey H, Schagatay E. Increase of hemoglobin concentration after maximal apneas in divers, skiers, and untrained humans. *Can J Appl Physiol.* 2005 Jun;30(3):276-81.

Splenic size was measured before and after repetitive breath-hold dives to approximately 6 meters in ten Korean *ama* (diving women) and in three Japanese males who were not experienced in breath holding. Following the breath holds, splenic size and hematocrit were unchanged in the Japanese male divers. In the *ama*, splenic volume decreased 19.5 percent, hemoglobin increased by 9.5 percent, and hematocrit increased 9.5 percent. The study showed that long-term repeated apneas induce a stronger spleen contraction and resultant hematological response. Hurford WE, Hong SK, Park YS, et al. Splenic contraction during breath-hold diving in the Korean *ama*. *J Appl Physiol*. 1990 Sep;69(3):932–6.

22 For example, a study: Andersson and colleagues from Lund University in Sweden conducted a study involving fourteen healthy volunteers who performed a series of 5 maximal duration breath holds while their faces were immersed in water. The authors observed that breath-hold time increased by 43 percent across the series of breath holds. Andersson JP, Schagatay E. Repeated apneas do not affect the hypercapnic ventilatory response in the short term. *Eur J Appl Physiol*. 2009 Mar;105(4):569–74.

23 Another study found: French researchers Joulia et al. observed that trained divers who had 7–10 years of experience in breath-hold diving were able to hold their breath for up to 440 seconds at rest, compared with inexperienced individuals who held their breath for 145 seconds at most. Joulia F, Steinberg JG, Wolff F, Gavarry O, Jammes Y. Reduced oxidative stress and blood lactic acidosis in trained breath-hold human divers. *Respir Physiol Neurobiol*. 2002 Oct;133(1–2):121–30.

24 Similarly, the duration: Joulia F, Steinberg JG, Faucher M, et al. Breath-hold training of humans reduces oxidative stress and blood acidosis after static and dynamic apnea. *Respir Physiol Neurobiol*. 2003 Aug

14;137(1):19–27.

第8章　通过鼻呼吸提高专注力

1　"Your whole being is involved": Geirland J. Go with the flow. *Wired.* September 1996.

2　Recounting the race: Bentley R, Langford R. *Inner Speed Secrets: Mental Strategies to Maximize Your Racing Performance.* Osceola, WI: MBI Pub. Co.; 2000.

3　We no longer give: Kevin Kelly. Personal e-mail to Patrick McKeown, August 15, 2013.

4　Selker suggests: Turning into digital goldfish. BBC. February 22, 2002. news.bbc.co.uk/2/hi/1834682.stm (accessed September 2, 2014).

5　Reading a piece: Bilton N. Steve Jobs was a low-tech parent. *New York Times.* September 10, 2014. www.nytimes.com/2014/09/11/fashion/ steve-jobs-apple-was-a-low-tech-parent.html?_r=0 (accessed January 24, 2015).

6　"They haven't used it": Ibid.

7　"The focus on oneself": Giggsy doing it for himself. Yahoo Eurosport UK. November 28, 2013. Available at sg.newshub.org/giggsy_doing_it_ for_himself_53525.html (accessed September 2, 2014).

8　Earl Woods believed: Carter B. Tiger emerges from Woods as golfing icon. ESPN Classic. espn.go.com/classic/biography/s/woods_tiger.html (accessed September 2, 2014).

9　In the film: *The Legend of Bagger Vance* movie review. Movieguide. www.movieguide.org/reviews/the-legend-of-bagger-vance.html

(accessed September 2, 2014).

10 In an interview: Isaacson W. *Steve Jobs*. CD. Simon & Schuster Audio; 2011.

11 Eight Marine infantry: Johnson DC, Thom N, Stanley E, et al. Modifying resilience mechanisms in at-risk individuals: A controlled study of mindfulness training in marines preparing for deployment. *Am J Psychiatry*. 2014 Aug;171(8):844–53.

12 In other studies with: Hruby P. Marines expanding use of meditation training. *Washington Times*. December 5, 2012. www.washingtontimes. com/news/2012/dec/5/marines-expanding-use-of- meditation-training (accessed December 3, 2014).

13 Until recently: Congleton C, Hölzel BK, Lazar SW. Mindfulness can literally change your brain. *Harvard Business Review*. January 8, 2015. hbr.org/2015/01/mindfulness-can-literally-change-your-brain (accessed January 24, 2015).

14 A team of scientists: Ibid.

15 However, in a: *ROG—The Ronan O'Gara Documentry* [*sic*]. RTE Television. www.rte.ie/tv/programmes/rog.html (accessed September 2, 2014).

16 A study investigating: The results showed that hyperventilation significantly affects mental performance. Bruno Balke and colleagues from the U.S. Air Force School of Aviation at Randolph Field, Texas, researched the effect of hyperventilation among jet pilots and whether it was a possible cause of unexplainable aircraft accidents. The objective of the study was to investigate the affect of hyperventilation on muscular

activity that required mental processing. Six healthy male individuals were tested on a U.S. Air Force coordination apparatus before, during, and after hyperventilation of 30 minutes duration. Lung carbon dioxide decreased to 12–15 mmHg during, hyperventilation (normal PaCO2 is 40 mmHg). The researchers found that mental performance deteriorated by 15 percent when the concentration of arterial carbon dioxide reduced to 20 to 25 mmHg, and by 30 percent when carbon dioxide concentration in arterial blood lowered to 14 mmHg. Balke B, Lillehei JP. Effect of hyperventilation on performance. *J Appl Physiol.* 1956 Nov 1;9(3):371–4.

17　Another study found: Researchers from the department of psychology, University of Leuven, Belgium, investigated the effect of reduced carbon dioxide on performance that required attention. The paper reported that hyperventilation that reduces arterial concentration of carbon dioxide is associated with physiological changes in the brain and with subjective symptoms of dizziness and concentration problems. The researchers found that more errors were made and progressively slower reaction times were observed during recovery from lower pressure of carbon dioxide. Van Diest I, Stegen K, Van de Woestijne KP, Schippers N, Van den Bergh O. Hyperventilation and attention: Effects of hypocapnia on performance in a stroop task. *Biol Psychol.* 2000 Jul;53(2–3):233–52.

18　A study from the department: Ley and colleagues from the department of psychology and statistics at the University at Albany in New York found that students with high anxiety had lower levels of end-tidal carbon dioxide and faster respiration frequency than low-anxiety students. The study found that the "high- test-anxiety group reported a greater frequency of symptoms of hyperventilation and a larger drop in level of end-tidal CO_2 during testing than low-test-anxiety group." Ley R, Yelich G. Fractional end-tidal CO_2 as an index of the effects of stress on math performance and verbal memory of test-anxious adolescents. *Biol Psychol.* 2006;Mar;71(3):350–1.

19 Sleep apnea: Kim et al. 2010, 533–9. Kreivi et al. 2010, 488–94. Ohki et al. 1996, 228–30. Lee et al. 2007 Jun, 1102–6. Scharf, Cohen 1998 Oct, 279–87; quiz 287–90. Wasilewska, Kaczmarski 2010, 201–12. Rappai, Collop, Kemp, deShazo 2003, 2309–23. Izu SC, Itamoto CH, Pradella-Hallinan M, et al. Obstructive sleep apnea syndrome (OSAS) in mouth breathing children. *Braz J Otorhinolaryngol.* 2010 Sep–Oct;76(5):552–6.

第9章　不用节食，改变呼吸方式就能减重

1 Sherpas and others: Ghose T. Altitude causes weight loss without exercise. *Wired.* February 4, 2010. www.wired.com/wiredscience/2010/02/high-altitude- weight-loss (accessed August 1, 2013).

2 Based on this observation: Wasse LK, Sunderland C, King JA, Batterham RL, Stensel DJ. Influence of rest and exercise at a simulated altitude of 4,000 m on appetite, energy intake, and plasma concentrations of acylated ghrelin and peptide YY. *J Appl Physiol.* 2012 Feb;112(4):552–9. Kayser B, Verges S. Hypoxia, energy balance and obesity: From pathophysiological mechanisms to new treatment strategies. *Obes Rev.* 2013 Jul;14(7):579–92. Lippl FJ, Neubauer S, Schipfer S, et al. Hypobaric hypoxia causes body weight reduction in obese subjects. *Obesity (Silver Spring).* 2010 Apr;18(4):675–81.

Westerterp-Plantenga MS, Westerterp KR, Rubbens M, Verwegen CR, Richelet JP, Gardette B. Appetite at "high altitude" [Operation Everest III (Comex-'97)]: A simulated ascent of Mount Everest. *J Appl Physiol.* 1999 Jul;87(1):391–9. Pugh, LGCE. Physiological and medical aspects of the Himalayan Scientific and Mountaineering Expedition, 1960–61. *Br Med.* J. 1962 Sep 8;2(5305):621–7. Rose MS, Houston CS, Fulco CS, Coates G, Sutton JR, Cymerman A. Operation Everest II: Nutrition and body composition. *J. Appl. Physiol.* 1988 Dec;65(6):2545–51.

3   In tests with mice: Ling Q, Sailan W, Ran J, et al. The effect of intermittent hypoxia on bodyweight, serum glucose and cholesterol in obesity mice. *Pak J Biol Sci.* 2008 Mar 15;11(6):869–75.

4   Researchers concluded: Qin L, Xiang Y, Song Z, Jing R, Hu C, Howard ST. Erythropoietin as a possible mechanism for the effects of intermittent hypoxia on bodyweight, serum glucose and leptin in mice. *Regul Pept.* 2010 Dec 10;165(2– 3):168–73.

5   Of course, living: Kayser, Verges 2013 Jul, 579–92.

6   Incorporating both aerobic: Mercola J. Do shorter, higher intensity workouts for better results with the Peak 8 Fitness Interval Training Chart. Mercola.com. fitness.mercola.com/sites/fitness/Peak-8-fitness-interval-training-chart.aspx (accessed August 1, 2013). Rev up your workout with interval training. Mayo Clinic. www.mayoclinic.com/health/interval-training/SM00110 (accessed August 1, 2013).

7   is well documented: Ng DM, Jeffery RW. Relationships between perceived stress and health behaviors in a sample of working adults. *Health Psychol.* 2003 Nov;22(6):638–42. Epel E, Lapidus R,

McEwen B, Brownell K. Stress may add bite to appetite in women: A laboratory study of stress-induced cortisol and eating behavior. *Psychoneuroendocrinology*. 2001 Jan;26(1):37–49. Oliver G, Wardle J, Gibson EL. Stress and food choice: A laboratory study. *Psychosom Med*. 2000 Nov–Dec;62(6):853–65. Grunberg NE, Straub RO. The role of gender and taste class in the effects of stress on eating. *Health Psychol*. 1992;11(2):97–100.

8   relationship issues: Wheeler C. Eliminate emotional overeating and shed unwanted pounds. Mercola.com. May 20, 2006.articles.mercola. com/sites/articles/archive/2006/05/20/eliminate- emotional-overeating-and-shed-unwanted-pounds.aspx   (accessed August 1, 2013).

9   Results showed that high: Ng, Jeffery 2003; 638–42.

10   These practices of meditation: Tapper K, Shaw C, Ilsley J, Hill AJ, Bond FW, Moore L. Exploratory randomised controlled trial of a mindfulness-based weight loss intervention for women. *Appetite*. 2009 Apr;52(2):396–404. Hepworth NS. A mindful eating group as an adjunct to individual treatment for eating disorders: A pilot study. *Eat Disord*. 2011 Jan–Feb;19(1):6–16. Kristeller JL, Hallett CB. An exploratory study of a meditation-based intervention for binge eating disorder. *J Health Psychol*. 1999 May;4(3):357–63. Dalen J, Smith BW, Shelley BM, Sloan AL, Leahigh L, Begay D. Pilot study: Mindful Eating and Living (MEAL): Weight, eating behavior, and psychological outcomes associated with a mindfulness-based intervention for people with obesity. *Complement Ther Med*. 2010 Dec;18(6):260–4.

11   Controlling stress: Wing RR, Phelan S. Long-term weight loss maintenance. *Am J Clin Nutr*. 2005 Jul;82(1 Suppl):222–5.

第 10 章　减少呼吸量，远离伤病与疲劳

1　To investigate the relationship: Oxford University Press. Famous performers and sportsmen tend to have shorter lives. *ScienceDaily*. April 17, 2013. www.science daily.com/releases/2013/04/130417223631.htm (accessed September 2, 2014).

2　premature aging: Gruber J, Schaffer S, Halliwell B. The mitochondrial free radical theory of ageing—where do we stand? *Front Biosci*. 2008 May 1;13:6554–79.

3　damage to the heart: Patil HR, O'Keefe JH, Lavie CJ, Magalski A, Vogel RA, McCullough PA. Cardiovascular damage resulting from chronic excessive endurance exercise. *Mo Med*. 2012 Jul–Aug;109(4):312–21.

4　dementia: Bennett S, Grant MM, Aldred S. Oxidative stress in vascular dementia and Alzheimer's disease: A common pathology. *J Alzheimers Dis*. 2009;17(2):245–57.

5　Free radicals are: Devasagayam TP, Tilak JC, Boloor KK, Sane KS, Ghaskadbi SS, Lele RD. Free radicals and antioxidants in human health: Current status and future prospects. *J Assoc Physicians India*. 2004 Oct;52:794–804.

6　During physical exercise: Urso ML, Clarkson PM. Oxidative stress, exercise, and antioxidant supplementation. *Toxicology*. 2003 Jul 15;189(1–2):41–54. Powers SK, Jackson MJ. Exercise-induced oxidative stress: Cellular mechanisms and impact on muscle force production. *Physiol Rev*. 2008 Oct;88(4):1243–76. Finaud, Lac, Filaire E 2006, 327–58.

7　Investigations into physical: Powers SK, Nelson WB, Hudson MB.

Exercise- induced oxidative stress in humans: Cause and consequences. *Free Radic Biol Med.* 2011 Sep 1;51(5):942–50. Kanter M. Free radicals, exercise and antioxidant supplementation. *Proc Nutr Soc.* 1998 Feb;57(1):9–13. A study by Jackson from the department of medicine in the University of Liverpool noted that 30 minutes of excessive muscular activity in rats resulted in increased free radical activity. The researchers suggested that this phenomenon might play a role in causing muscle damage. Jackson MJ. Reactive oxygen species and redox- regulation of skeletal muscle adaptations to exercise. *Philos Trans R Soc Lond B Biol Sci.* 2005 Dec 29;360(1464):2285–91. Machefer G, Groussard C, Rannou- Bekono F, et al. Extreme running competition decreases blood antioxidant defense capacity. *J Am Coll Nutr.* 2004 Aug;23(4):358–64.

Researchers at the department of medicine at the University of Helsinki in Finland conducted a study to determine the effects of physical training on free radical production. Nine fit male subjects were studied before and after three months of running and were found to have significantly decreased levels of all circulating antioxidants except for ascorbate during training. The conclusion reached was that "relatively intense aerobic training decreases circulating antioxidant concentrations." Bergholm R, Mäkimattila S, Valkonen M, et al. Intense physical training decreases circulating antioxidants and endothelium- dependent vasodilatation in vivo. *Atherosclerosis.* 1999 Aug;145(2):341–9.

8   Blood samples were: Machefer G, Groussard C, Rannou-Bekono F, et al. 2004, 358–64.

9   At first glance: Clarkson PM. Antioxidants and physical performance.

Crit Rev Food Sci Nutr. 1995 Jan;35(1–2):131–41. Clarkson PM, Thompson HS. Antioxidants: What role do they play in physical activity and health? *Am J Clin Nutr.* 2000 Aug;72(2 Suppl):637–46. Urso, Clarkson 2003 Jul 15, 41–54. Sacheck JM, Blumberg JB. Role of vitamin E and oxidative stress in exercise. *Nutrition.* 2001 Oct;17(10):809–14.

10 Research has shown that: A paper published in the *Journal of Respiratory Physiology and Neurobiology* reported on a three-month breath-hold program that was superimposed onto the regular training of triathletes. The researchers found that by incorporating breath holding into physical exercise, "blood acidosis was reduced and the oxidative stress no more occurred." The paper concluded that "these results suggest that the practice of breath-holding improves the tolerance to hypoxemia (inadequate level of oxygen in the blood) independently from any genetic factor." Joulia et al. 2003, 19–27.

Another study tested whether repeated breath holds by elite breath-hold divers to reduce oxygen pressure in the blood could result in reduced blood acidosis and oxidative stress. Trained divers with seven to ten years of experience in breath hold diving, and with an ability to hold their breath for up to 440 seconds during rest, were compared with a second group of non-divers who had at most a 145 second breath-hold time.

Both groups performed a breath hold during rest, followed by 2 minutes of forearm exercises during which the diver group performed a breath hold and the second group breathed as normal. Interestingly, the group who breathed as normal showed an increase in blood lactic acid concentration and oxidative stress. In the diver group, the changes in both lactic acid and oxidative stress were markedly reduced after both breath holds and exercise. The paper concluded that humans who are involved in a long-term training program of breath-hold diving have reduced blood acidosis and oxidative stress following breath holds and exercise. Joulia, Steinberg, Wolff, Gavarry, Jammes 2002, 121– 30.

For those of you who might be concerned that reducing the effects of free radicals only relates to elite breath-hold divers, let me resolve your fears with the results of one final study. A 2008 paper published in the journal *Medicine & Science in Sports & Exercise* investigated the effects of breath holding on oxidative stress using two groups of people: a group of trained divers and a group of people with no diving experience at all. Results showed significant improvements in antioxidant activity across both groups, with little difference between the divers and non-divers. Bulmer AC, Coombes JS, Sharman JE, Stewart IB. Effects of maximal static apnea on antioxidant defenses in trained free divers. *Med Sci Sports Exerc.* 2008 Jul;40(7):1307–13.

11 Athletes with long: Joulia, Steinberg, Wolff, Gavarry, Jammes 2002, 121–30. 189 Research spanning thirty: Fisher-Wellman K, Bloomer RJ. Acute exercise and oxidative stress: A 30 year history. *Dyn Med.* 2009 Jan 13;8:1.

12 Exercising several times: Radak Z, Chung HY, Goto S. Systemic adaptation to oxidative challenge induced by regular exercise. *Free Radic Biol Med.* 2008 Jan 15;44(2):153–9. Campbell PT, Gross MD, Potter JD, et al. Effect of exercise on oxidative stress: A 12-month randomized, controlled trial. *Med Sci Sports Exerc.* 2010

Aug;42(8):1448–53. Majerczak J, Rychlik B, Grzelak A, et al. Effect of 5-week moderate intensity endurance training on the oxidative stress, muscle specific uncoupling protein (UCP3) and superoxide dismutase (SOD2) contents in vastus lateralis of young, healthy men. *J Physiol Pharmacol*. 2010 Dec;61(6):743–51.

13　More rigorous training: Finaud, Lac, Filaire 2006, 327–358.

14　Studies show that: Shing CM, Peake JM, Ahern SM, et al. The effect of consecutive days of exercise on markers of oxidative stress. *Appl Physiol Nutr Metab*. 2007 Aug; 32(4):677–85. Gomez-Cabrera MC, Domenech E, Viña J. Moderate exercise is an antioxidant: Upregulation of antioxidant genes by training. *Free Radic Biol Med*. 2008 Jan 15;44(2):126–31.

15　The naked mole rat: Veselá A, Wilhelm J. The role of carbon dioxide in free radical reactions of the organism. *Physiol Res*. 2002;51(4):335–9.

16　This might also explain: Buffenstein R. Negligible senescence in the longest living rodent, the naked mole-rat: Insights from a successfully aging species. *J Comp Physiol B*. 2008 May;178(4):439–45. Veselá, Wilhelm 2002, 335–9.

17　develop cancer: Rathi A. Cancer immunity of strange underground rat revealed. Conversation. June 19, 2013. theconversation.com/cancer-immunity-of-strange-underground-rat-revealed-15358 (accessed September 2, 2014).

18　"Even when scientists": Ibid.

19　Although a few days' rest: Researchers in the United States investigated the effects of detraining in collegiate competitive swimmers who commonly take a month off from training following a major competition. The study measured aerobic fitness, resting metabolism, mood state, and blood lipids in each swimmer during two tests: one in a trained state, and another after a resting period of five weeks. The results of the second test clearly showed an increase of body weight, fat mass, and waist circumference, and a decrease of VO_2 peak. The authors suggested, therefore, that coaches and athletes ought to be aware of the negative consequences of detraining from swimming. Ormsbee MJ, Arciero PJ. Detraining increases body fat and weight and decreases VO_2 peak and metabolic rate. *J Strength Cond Res*. 2012 Aug; 26(8):2087–95.

Koutedakis Y. Seasonal variation in fitness parameters in competitive athletes. *Sports Med*. 1995 Jun;19(6):373–92.

A study of senior rugby league players found that a period of six weeks of inactivity produced a significant decrease in VO_2 max. Allen GD. Physiological and metabolic changes with six weeks detraining. *Aust J Sci Med Sport*. 1989;21(1): 4–9. Godfrey RJ, Ingham SA, Pedlar CR, Whyte GP. The detraining and retraining of an elite rower: A case study. *J Sci Med Sport*. 2005 Sep;8(3):314–20. Mujika I, Padilla S. Detraining: Loss of training-induced physiological and performance adaptations. Part II: Long term insufficient training stimulus. *Sports Med*. 2000 Sep;30(3):145–54.

20 For some, high-intensity: Toumi H, Best T. The inflammatory response: Friend or enemy for muscle injury? *Br J Sports Med*. 2003 Aug;37(4):284–6.

第 11 章　减少呼吸量可以强健心脏

1　The same tragedy: Go AS, Mozaffarian D, Roger VL, et al. Heart disease and stroke statistics—2014 update: A report from the American Heart Association. *Circulation.* 2014 Jan 21;129(3):e28–e292.

2　"Isn't it the irony": Ringertz N. Alfred Nobel's health and his interest in medicine. Nobelprize.org. December 1, 1998. www.nobelprize.org/ alfred_nobel/biographical/articles/ringertz (accessed September 2, 2014).

3　In 1896 Alfred Nobel: Ibid.

4　In an ironic twist: TheNobel Prize in Physiology or Medicine 1998. NobelPrize.org.www.nobelprize.org/nobel_prizes/medicine/ laureates/1998 (accessed September 2, 2014).

5　Sometimes referred: Chang, *Nitric Oxide, the Mighty Molecule, 201. Dr Louis Ignarro on nitric oxide 1.* www.youtube.com/ watch?v=FsA04n2k6xY (accessed September 2, 2014). Ignarro, NO more heart disease; 2006.

6　Nitric oxide sends: Ibid.

7　If the blood clots: Ibid. Ignarro, *NO more heart disease*; 2006. *Dr Louis Ignarro on nitric oxide 2.* www.youtube.com/watch?v=B4KHlP8Bttw (accessed September 2, 2014).

8　Nitric oxide plays: Ibid.

9　According to Nobel: *Dr Louis Ignarro on nitric oxide 2.*

10　As we breathe in through the nose: Lundberg, Weitzberg 1999, 947–52.

11　Dr. David Anderson: Breathe deep to lower blood pressure, doc says.

Associated Press. July 31, 2006. Available at www.nbcnews.com/ id/14122841/ns/health- heart_health/t/breathe-deep-lower-blood-pressure-doc-says (accessed September 2, 2014).

12 A plausible explanation: Mourya M, Mahajan AS, Singh NP, Jain AK. Effect of slow- and fast-breathing exercises on autonomic functions in patients with essential hypertension. *J Altern Complement Med.* 2009 Jul;15(7):711–7. Pramanik T, Sharma HO, Mishra S, Mishra A, Prajapati R, Singh S. Immediate effect of slow pace bhastrika pranayama on blood pressure and heart rate. *J Altern Complement Med.* 2009 Mar;15(3):293–5.

13 But the middle path: Goto C, Higashi Y, Kimura M, et al. Effect of different intensities of exercise on endothelium-dependent vasodilation in humans: Role of endothelium-dependent nitric oxide and oxidative stress. *Circulation.* 2003 Aug 5;108(5):530–5.

14 In conclusion, the researchers: University of Exeter. Beetroot juice boosts stamina, new study shows. *ScienceDaily.* August 7, 2009. www.sciencedaily.com/re leases/2009/08/090806141520.htm (accessed September 2, 2014).

15 In 1909, American: Dr. Henderson, 70, physiologist, dies; Director of Yale Laboratory, expert on gases, devised methods of revival *New York Times.* February 20, 1944. Henderson Y. Acapnia and shock: I. Carbon dioxide as a factor in the regulation of the heart rate. *Amer Jour Phys.* 1908 Feb;21(1):126– 56.

16 In a paper entitled: Henderson 1908 Feb, 126–56.

17 The one thing: Lum 1975, 375–83.

18　This state of hypocapnia: Rutherford JJ, Clutton-Brock TH, Parkes MJ. Hypocapnia reduces the T wave of the electrocardiogram in normal human subjects. *Am J Physiol Regul Integr Comp Physiol.* 2005 July;289(1):R148–55. Hashimoto K, Okazaki K, Okutsu Y. The effect of hypocapnia and hypercapnia on myocardial oxygen tension in hemorrhaged dogs. *Masui.* 1990 Apr;39(4):437–41. Kazmaier S, Weyland A, Buhre W, et al. Effects of respiratory alkalosis and acidosis on myocardial blood flow and metabolism in patients with coronary artery disease. *Anesthesiology.* 1998 Oct;89(4):831–7. Neill WA, Hattenhauer M. Impairment of myocardial O2 supply due to hyperventilation. *Circulation.* 1975 Nov;52(5):854–8.

19　Since low levels: Neill, Hattenhauer 1975, 854–8.

20　On March 2, 2004: Cormac Trust. www.thecormactrust.com (accessed December 12, 2012).

21　Tributes to Cormac: Ibid.

22　In search of the reasons: Dr. Domenico Corrado from the department of cardiac, thoracic, and vascular sciences at the University of Padvoa, Italy, presented to the 2009 European Society of Cardiology congress in Barcelona. The title of his presentation was "Electrical repolarization changes in young athletes: What is abnormal?" Dr. Corrado recognized that ECG changes in athletes are common and usually reflect remodeling of the heart as an adaptation to regular physical training. However, although an abnormal ECG reading of T-wave inversion is rarely observed in healthy athletes, it was found to be a potential expression of an underlying heart disease, presenting a risk of sudden death from cardiac arrest during sport. Corrado D. Electrical repolarization changes in young athletes: What is abnormal? ESC Congress 2009. Barcelona. August 31, 2009. spo.escardio.org/eslides/ view.aspx?eevtid=33&id=2616 (accessed April 15, 2013).

In a 2008 paper published in the *New England Journal of Medicine*, researchers examined a database of 12,550 trained athletes. From this, a total of 81 athletes who had no apparent cardiac disease were identified as having ECG abnormalities of deeply inverted T-waves. Of the 81 athletes with abnormal ECGs, 1 died suddenly at the age of 24 years from cardiac failure. Of the 80 surviving athletes, 3 developed heart disease at the ages of 27, 32, and 50, including 1 who had an aborted cardiac arrest. The researchers concluded that markedly abnormal ECGs in young and apparently healthy athletes may represent the initial expression of underlying cardiac disease, and that athletes with such ECG patterns merit continued clinical surveillance. Pelliccia A, Di Paolo FM, Quattrini FM, et al. Outcomes in athletes with marked ECG repolarization abnormalities. *N Eng J Med*. 2008 Jan 10;358:152–61.

Laukkanen and colleagues from the University of Kuopio, Finland, investigated the association between ST depression and the risk of sudden cardiac death in a population-based sample of 1,769 men. During the eighteen years of follow-up, a total of 72 deaths occurred due to sudden cardiac death in those found with asymptomatic ST segment depression. The risk of sudden cardiac death was found to have increased among men with asymptomatic ST segment depression during exercise and during the recovery period. It was noted "asymptomatic ST-segment depression was a very strong predictor of sudden cardiac death in men with any conventional risk factor but no previously diagnosed coronary heart disease." Laukkanen JA, Mäkikallio TH, Rauramaa R, Kurl S. Asymptomatic ST- segment depression during exercise testing and the risk of sudden cardiac death in middle-aged men: A population-based follow-up study. *Eur Heart J.* 2009 Mar;30(5):558–65.

23　When this happens: Kasper DL, Harrison TR. *Harrison's Principles of Internal Medicine.* New York: McGraw-Hill Medical Publishing Division; 2005.

24　In assessing ECG: Thompson PD. Exercise and the heart: The good, the bad, and the ugly. *Dialog Cardiovasc Med.* 2002;7(3):143–62.

25　Studies have found: Corrado. Electrical repolarization changes in young athletes. 201 However, certain abnormal: Ibid.

26　Markedly abnormal: Pelliccia, Di Paolo, Quattrini, et al. 2008 Jan 10, 152–61.

27　ST segment depression: Kligfield P, Lauer MS. Exercise electrocardiogram testing beyond the ST segment. Circulation. 2006;114:2070–82.

28　In a study including: Laukkanen, Mäkikallio, Rauramaa, Kurl 2009, 558–65.

29　A study conducted by: Alexopoulos D, Christodoulou J, Toulgaridis T, et al. Repolarization abnormalities with prolonged hyperventilation in apparently healthy subjects: Incidence, mechanisms and affecting factors. *Eur Heart J.* 1996 Sep;17(9):1432–7.

30　Dr. Lum was well known: Laurence Claude Lum. Royal College of Physicians. munksroll.rc plondon.ac.uk/Biography/Details/6079 (accessed September 2, 2014).

31 Dr. Lum dedicated: Ibid.

32 Both activities increase breathing: Rutherford, Clutton-Brock, Parkes 2005, R148–55. Hashimoto, Okazaki, Okutsu 1990, 437–41. Kazmaier et al. 1998, 831–7. Neill, Hattenhauer 1975, 854–8.

33 Up to 10 percent: Chelmowski MK, Keelan MH Jr. Hyperventilation and myocardial infarction. *Chest*. 1988 May;93(5): 1095–6.

34 In one particular study: Ibid.

35 A study of twenty patients: Elborn JS, Riley M, Stanford CF, Nicholls DP. The effects of flosequinan on submaximal exercise in patients with chronic cardiac failure. *Br J Clin Pharmacol*. 1990 May;29(5):519–24.

36 This research: Buller NP, Poole-Wilson PA. Mechanism of the increased ventilatory response to exercise in patients with chronic heart failure. *Br Heart J*. 1990 May;63(5):281–3. The authors observed that patients with breathing problems had reduced arterial carbon dioxide and increased breathing volume per minute. Furthermore, patients with problem breathing had greater impaired cardiac function. Fanfulla FM, Mortara A, Maestri R, et al. The development of hyperventilation in patients with chronic heart failure and Cheyne-Stokes respiration: A possible role of chronic hypoxia. *Chest*. 1998 Oct;114(4):1083–90. Vasiliauskas D, Jasiukeviciene L. Impact of a correct breathing stereotype on pulmonary minute ventilation, blood gases and acid-base balance in post– myocardial infarction patients. *Eur J Cardiovasc Prev Rehabil*. 2004 Jun;11(3):223–7.

37 In a 2004 study published: Vasiliauskas, Jasiukeviciene 2004 June, 223–7. 206 Based on improvements: Ibid.

38　Other studies confirm: Patients who practiced breathing exercises for reversing chronic hyperventilation evidenced significantly higher carbon dioxide levels and lower respiratory rates when compared with pretreatment levels measured three years earlier. The authors concluded, "Breathing retraining has lasting effects on respiratory physiology, and is highly correlated with a reduction in reported functional cardiac symptoms." DeGuire S, Gevirtz R, Kawahara Y, Maguire W. Hyperventilation syndrome and the assessment of treatment for functional cardiac symptoms. *Am J Cardiol.* 1992 Sep 1;70(6):673–7.

39　We know that hyperventilation: Researchers from the division of cardiology, Kumamoto University School of Medicine, Japan, investigated the hyperventilation test as a clinical tool to induce coronary artery spasm (narrowing of blood vessels to the heart). The study involved 206 patients with coronary spasm and 183 patients without angina at rest (nonspasm). Each patient performed hyperventilation for 6 minutes. Of the spasm group, 127 showed positive responses to the test, including electrocardiographic changes attributable to reduced blood flow. No one in the nonspasm group showed any ischemia (narrowing of blood flow). When clinical characteristics were compared, high disease activity and severe arrhythmias were significantly higher in the hyperventilation test positive patients than in the negative patients (69 percent vs. 20 percent). The authors concluded that "hyperventilation is a highly specific test for the diagnosis of coronary artery spasm, and that hyperventilation test-positive patients are likely to have life-threatening arrhythmias during attacks." Nakao K, Ohgushi M, Yoshimura M, et al. Hyperventilation as a specific test for diagnosis of coronary artery spasm. *Am J Cardiol.* 1997 Sep 1;80(5):545–9.

40 but studies have: In the aptly titled paper "Death by Hyperventilation: A Common and Life-Threatening Problem During Cardiopulmonary Resuscitation," researchers tested the hypothesis that excessive ventilation rates during the performance of CPR by overzealous but well-trained rescue personnel increases the likelihood of death. The paper investigated thirteen adult deaths where manual CPR with an average of 30 breaths per minute was administered to patients. The paper also documented a study investigating ventilation per minute and survival rate during cardiac arrest in pigs. Three groups of seven pigs were treated with 12 breaths, 30 breaths, or 30 breaths plus carbon dioxide per minute. Survival rates in the groups were as follows: six out of seven pigs treated with 12 breaths per minute, one out of seven pigs treated with 30 breaths per minute, and one out of seven pigs treated with 30 breaths per minute plus carbon dioxide. The authors commented that "despite seemingly adequate training, professional rescuers consistently hyperventilated patients during out-of-hospital CPR," and that "additional education of CPR providers is urgently needed to reduce these newly identified and deadly consequences of hyperventilation during CPR." Aufderheide TP, Lurie KG. Death by hyperventilation: A common and life- threatening problem during cardiopulmonary resuscitation. *Crit Care Med.* 2004 Sep;32(9 Suppl):345–51.

In a paper entitled "Do We Hyperventilate Cardiac Arrest Patients?" published in the journal *Resuscitation* in 2007, researchers studied data from twelve patients who had received manual ventilation by a self-inflating bag in the emergency department of a UK hospital. Results showed that the number of manual breaths administered to the patients varied from 9 to 41 per minute, with an average of 26. The corresponding median volume of air per minute was 13 liters. The researchers noted that while guidelines on the number of breaths to administer during CPR are well known, "it would appear that in practice they are not being observed." O'Neill JF, Deakin CD. Do we hyperventilate cardiac arrest patients? *Resuscitation*. 2007 Apr;73(1):82–5.

41　Researchers investigated instances: Ibid. 207 One study concluded: Ibid.

41　One study concluded: Ibid.

第 12 章　呼吸训练改善运动诱发性哮喘

1　Exercise-induced asthma: Rundell KW, Im J, Mayers LB, Wilber RL, Szmedra L, Schmitz HR. Self-reported symptoms and exercise-induced asthma in the elite athlete. *Med Sci Sports Exerc*. 2001 Feb;33(2):208–13.

2　Interestingly, one study: Sidiropoulou MP, Kokaridas DG, Giagazoglou PF, Karadonas MI, Fotiadou EG. Incidence of exercise-induced asthma in adolescent athletes under different training and environmental conditions. *J Strength Cond Res*. 2012 Jun;26(6):1644–50.

3　Tackling asthma from: Zinatulin SN. *Healthy Breathing: Advanced Techniques*. Novosibirsk, Russia: Dinamika Publishing House; 2003.

4　Normal breathing volume: Johnson BD, Scanlon PD, Beck KC. Regulation of ventilatory capacity during exercise in asthmatics. *J Appl Physiol*. 1995 Sep;79(3):892–901. Chalupa DC, Morrow PE,

Oberdörster G, Utell MJ, Frampton MW. Ultrafine particle deposition in subjects with asthma. *Environ Health Perspect.* 2004 Jun;112(8):879–82. Bowler SD, Green A, Mitchell CA. Buteyko breathing techniques in asthma: A blinded randomised controlled trial. *Med J Aust.* 1998 Dec 7–21;169(11–12):575–8.

5 of air per minute: Pulmonary structure and function. In: McArdle, Katch, Katch, *Exercise Physiology*, 263.

6 During an exacerbation of asthma: *GINA Report, Global Strategy for Asthma Management and Prevention.* Global Initiative for Asthma; 2014:74. www.gin asthma.org/guidelines-gina-report-global-strategy-for-asthma.html (accessed December 27, 2012).

7 A study at the Mater Hospital: Bowler, Green, Mitchell 1998, 575–8. 214 The reason for this: Ibid.

8 Further studies reinforced: McHugh P, Aitcheson F, Duncan B, Houghton F. Buteyko Breathing Technique for asthma: An effective intervention. *N Z Med J.* 2003 Dec 12;116(1187):U710. Cowie RL, Conley DP, Underwood MF, Reader PG. A randomised controlled trial of the Buteyko technique as an adjunct to conventional management of asthma. *Resp Med.* 2008 May;102(5);726–32.

9 Based on the fact: Ibid. Bowler, Green, Mitchell 1998, 575–8.

10 People diagnosed with asthma: Hallani M, Wheatley JR, Amis TC. Initiating oral breathing in response to nasal loading: Asthmatics versus healthy subjects. *Eur Respir J.* 2008 Apr;31(4):800–6. A paper published in the medical journal *Chest* noted that "asthmatics may have an increased tendency to switch to oral (mouth) breathing, a factor that

may contribute to the pathogenesis of their asthma." Kairaitis K, Garlick SR, Wheatley JR, Amis TC. Route of breathing in patients with asthma. *Chest*. 1999 Dec;116(6):1646–52.

11　Air taken in through: Fried (ed.), *Hyperventilation Syndrome*, 1987. 215 The mouth is simply: Ibid.

12　Unlike nasal breathing: Djupesland PG, Chatkin JM, Qian W, Haight JS. Nitric oxide in the nasal airway: A new dimension in otorhinolaryngology. *Am J Otolaryngol*. 2001 Jan–Feb;22(1):19–32. Scadding G. Nitric oxide in the airways. *Curr Opin Otolaryngol Head Neck Surg*. 2007 Aug;15(4):258–63. Vural C, Güngör A. Nitric oxide and the upper airways: Recent discoveries. *Tidsskr Nor Laegeforen*. 2003 Jan;10(1):39–44.

13　Taking all these factors: Hallani M, Wheatley JR, Amis TC. Enforced mouth breathing decreases lung function in mild asthmatics. *Respirology*. 2008 Jun;13(4):553–8.

14　The paper concluded: Shturman-Ellstein R, Zeballos RJ, Buckley JM, Souhrada JF. The beneficial effect of nasal breathing on exercise-induced bronchoconstriction. *Am Rev Respir Dis*. 1978 Jul;118(1):65–73.

15　In simple terms: Researchers studied the effects of nasal breathing and oral breathing on exercise-induced asthma. Fifteen people were recruited for the study and asked to breathe only through their nose. The study found that "the post- exercise bronchoconstrictive response was markedly reduced as compared with the response obtained by oral (mouth) breathing during exercise, indicating a beneficial effect of nasal breathing." Mangla PK, Menon MP. Effect of nasal and oral breathing on exercise-induced asthma. *Clin Allergy*. 1981 Sep;11(5):433–9.

16　The difference between: In the words of respiratory consultant Dr. Peter Donnelly, which were published in the medical journal the Lancet, "In most land based forms of exercise, patterns of breathing are not constrained, ventilation increases proportionately throughout exercise and end tidal CO_2 tensions are either normal or low. Therefore, there is no hypercapnic (increased carbon dioxide) stimulus for bronchodilation (airway opening) and asthmatics have no protection." Donnelly PM. Exercise induced asthma: The protective role of CO_2 during swimming. *Lancet*. 1991 Jan 19;337(8734):):179–80.

17　At the beginning of this chapter: Sidiropoulou, Kokaridas, Giagazoglou, Karadonas, Fotiadou 2012 Jun, 1644–50.

18　Although the act of: Uyan ZS, Carraro S, Piacentini G, Baraldi E. Swimming pool, respiratory health, and childhood asthma: Should we change our beliefs? *Pediatr Pulmonol*. 2009 Jan;44(1):31–7. Fjellbirkeland L, Gulsvik A, Walløe A. Swimming-induced asthma. *Tidsskr Nor Laegeforen*. 1995 Jun 30;115(17):2051–3. Bernard A, Carbonnelle S, Michel O, et al. Lung hyperpermeability and asthma prevalence in schoolchildren: Unexpected associations with the attendance at indoor chlorinated swimming pools. *Occup Environ Med*. 2003 Jun;60(6):385–94. Nickmilder M, Bernard A. Ecological association between childhood asthma and availability of indoor chlorinated swimming pools in Europe. *Occup Environ Med*. 2007 Jan;64(1):37–46.

第 13 章　运动员的努力——遵循自然还是后天培育

1　In 1704: Cooper C. The Stud: Why retirement will be a full-time job for Frankel. *Independent*. October 26, 2012. www.independent.co.uk/ sport/racing/the-stud- why-retirement-will-be-a-fulltime-job-for- frankel-8228820.html (accessed June 10, 2013).

2　Geneticist Patrick Cunningham: Cunningham EP, Dooley JJ, Splan RK, Bradley DG. Microsatellite diversity, pedigree relatedness and the contributions of founder lineages to thoroughbred horses. *Anim Genet*. 2001 Dec;32(6):360–4.

3　Although the natural: Abreu RR, Rocha RL, Lamounier JA, Guerra AF. Prevalence of mouth breathing among children. *J Pediatr (Rio J)*. 2008;84(5):467–70.

4　It has been well: Tourne LP. The long face syndrome and impairment of the nasopharyngeal airway. *Angle Orthod*. 1990 Fall;60(3):167–76. Deb U, Bandyopadhyay SN. Care of nasal airway to prevent orthodontic problems in children. *J Indian Med Assoc*. 2007 Nov;105(11):640, 642. Harari D, Redlich M, Miri S, Hamud T, Gross M. The effect of mouth breathing versus nasal breathing on dentofacial and craniofacial development in orthodontic patients. *Laryngoscope*. 2010 Oct;120(10):2089–93.

5　Yogi Bhajan: Bhajan. The Living Chronicles of Yogi Bhajan aka the Siri Singh Sahib of Sikh Dharma. WhoAreTheSikhs.com. www.harisingh. com/LifeAc cordingToYogiBhajan.htm.

6　The ancient Buddhist: Mallinson J. *The Khecarîvidyâ of Adinathâ*. London and New York: Routledge; 2007:17–19.

7　In a paper written by researchers: Wong EM, Ormiston ME, Haselhuhn MP. A face only an investor could love: CEOs' facial structure predicts their firms' financial performance. *Psychol Sci.* 2011 Dec;22(12):1478–83.

8　In a separate study: Ibid.

9　Chronic, habitual mouth: Okuro RT, Morcillo AM, Sakano E, Schivinski CI, Ribeiro MÂ, Ribeiro JD. Exercise capacity, respiratory mechanics and posture in mouth breathers. *Braz J Otorhinolaryngol.* 2011 Sep–Oct;77(5):656–62. Okuro RT, Morcillo AM, Ribeiro MÂ, Sakano E, Conti PB, Ribeiro JD. Mouth breathing and forward head posture: Effects on respiratory biomechanics and exercise capacity in children. *J Bras Pneumol.* 2011 Jul–Aug;37(4):471–9. Conti, Sakano, Ribeiro, Schivinski, Ribeiro 2011, 471–9.

10　"Many of these children": Jefferson Y. Mouth breathing: Adverse effects on facial growth, health, academics and behavior. *Gen Dent.* 2010 Jan–Feb;58(1):18–25.

11　Dr. Egil Peter Harvold: Harvold EP, Tomer BS, Vargervik K, Chierici G. Primate experiments on oral respiration. *Am J Orthod.* 1981 Apr;79(4):359–72. Miller AJ, Vargervik K, Chierici G. Sequential neuromuscular changes in rhesus monkeys during the initial adaptation to oral respiration. *Am J Orthod.* 1982 Feb;81(2):99–107. Moses AJ. Airways and appliances. *CDS Rev.* 1989 Mar;82(2):50–7. Available at: www.tmjchicago.com/uploads/airwaysandappli ances.pdf (accessed September 2, 2014).

12　Dr. Harvold's: Vargervik K. Egil Peter Harvold, Orthodontics: San Francisco. Calisphere, University of California. texts.cdlib.org/view?docId=hb0h4n99rb &doc.view=frames&chunk.id=div00029&toc.

depth=1&toc.id= (accessed September 2, 2014).

13　Research has suggested: Trabalon M, Schaal B. It takes a mouth to eat and a nose to breathe: Abnormal oral respiration affects neonates' oral competence and systemic adaptation. *Int J Pediatr*. 2012;2012:207605. O'Hehir T, Francis A. Mouth vs. nasal breathing. *Hygientown*. September 2012. www.hygienetown.com/hygienetown/article. aspx?i=297&aid=4026 (accessed September 2, 2014).

14　Development of the lower jaw: Meridith HV. Growth in head width during the first twelve years of life. *Pediatrics*. 1953 Oct;12(4):411–29.

15　The detrimental effects: Schreiner C. Nasal airway obstruction in children and secondary dental deformities. University of Texas Medical Branch, Department of Otolaryngology, Grand Rounds Presentation. 1996.

第 14 章　运动是生活的必需品

1　Dozens of studies: Blair SN, Cheng Y, Holder JS. Is physical activity or physical fitness more important in defining health benefits? *Med Sci Sports Exerc*. 2001 Jun;33(6 Suppl):379–99. Crespo CJ, Palmieri MR, Perdomo RP, et al. The relationship of physical activity and body weight with all-cause mortality: Results from the Puerto Rico Heart Health Program. *Ann Epidemiol*. 2002 Nov;12(8):543–52. Oguma Y, Sesso HD, Paffenbarger RS Jr, Lee IM. Physical activity and all cause mortality in women: A review of the evidence. *Br J Sports Med*. 2002 Jun;36(3):162–72.

2　Not only this: A most interesting study investigating the relationship between regular physical exercise and cardiovascular health was conducted as far back as 1952 by Scottish epidemiologist Dr. Jeremy Morris. Commonly, known as the "bus conductor study," Dr. Morris and colleagues investigated the incidence of heart attacks across 31,000 male transport workers between the ages of 35 and 65 who worked during the years 1949 and 1950. Morris JN, Heady JA, Raffle PA, Roberts CG, Parks JW. Coronary heart-disease and physical activity of work. *Lancet* 1953 Nov 21;265(6795):1053–7.

3 The same study: Andrade J, Ignaszewski A. Exercise and the heart: A review of the early studies, in memory of Dr R.S. Paffenbarger. *B C Med J.* 2007 Dec;49(10):540–6. Appendix: Upper Limits and Safety of Breath Holding

附录 屏息训练的上限及安全注意事项

1 Another effect is bradycardia: Lindholm P, Lundgren CE. The physiology and pathophysiology of human breath-hold diving. *J Appl Physiol.* 2009 Jan;106(1):284-92. Espersen, Frandsen, Lorentzen, Kanstrup, Christensen 2002 May, 2071–9.

2 Breaking point: Lin YC, Lally DA, Moore TO, Hong SK. Physiological and conventional breath-hold break points. *J Appl Physiol.* 1974 Sep;37(3):291–6.

3 While it is extremely: Nunn JF. *Applied Respiratory Physiology.* London and Boston: Butterworths; 1987.

4 Research by Ivancev: Ivancev et al. investigated whether repetitive breath holding blunts the chemoreceptors, resulting in reduced reactivity to carbon dioxide. Blunted chemoreceptors are recognized as a common result of obstructive sleep apnea. Ivancev et al. tested the hypothesis that

repeated breath holds, which are an integral part of breath-hold diving, blunt cerebrovascular reactivity to hypercapnia. Two groups of seven elite breath-hold divers and seven non-divers were involved in the test. The study noted that breath-hold divers had a greater tolerance to carbon dioxide, largely the result of lower breathing frequency. The findings of the study were "that the regulation of the cerebral circulation in response to hypercapnia is intact in elite breath-hold divers, potentially as a protective mechanism against the chronic intermittent cerebral hypoxia and/or hypercapnia that occurs during breath-hold diving." Therefore, regular breath- hold practice does not impair cerebrovascular reactivity to high carbon dioxide pressure. Ivancev V, Palada I, Valic Z, et al. Cerebrovascular reactivity to hypercapnia is unimpaired in breath-hold divers. *J Physiol.* 2007 Jul 15;582(Pt 2):723–30.

5   A further study by Joulia: With repeated practice, elite breath-hold divers are able to sustain very long breath holds that induce a severe drop in oxygen without causing brain injury or blackouts. A study of the circulatory effects of apnea in elite breath-hold divers by Joulia et al. showed that bradycardia and peripheral vasoconstriction were accentuated in breath-hold divers compared with non- divers. In addition, a decrease in oxygen saturation was less and carotid arteries blood flow was greater among the breath-hold divers during apnea. Joulia F, Lemaître F, Fontanari P, Mille ML, Barthelemy P. Circulatory effects of apnea in elite breath-hold divers. *Acta Physiol (Oxf)*. 2009 Sep;197(1):75–82.

6   "Please do not practice": Preparation. Navy Seals. www.navyseals.com/ prepara tion (accessed August 20, 2012).

致　谢

　　本书的出版问世离不开呼吸优化教练及运动员团队的支持，同样还有很多人提供的出色建议。我要特别感谢图书代理人道格·艾布拉姆斯（Doug Abrams）及他的团队——包括让我重编手稿架构、提供视点并帮忙整理书稿的劳拉·洛夫（Lara Love），她让我明白应该以"和酒吧里的家伙们闲聊"的态度来阐述自己的观点。也要感谢威廉·马罗出版公司的凯西·琼斯（Cassie Jones）及其团队，谢谢你们自始至终的支持与奉献。感谢皮亚库斯和里特布朗图书出版集团的克劳迪娅·康纳（Claudia Connal）及梅里·彭蒂凯宁（Meri Pentikäinen），他们为本书推向欧洲、北非、澳大利亚及新西兰作出了不可磨灭的贡献。

　　同样一直帮助我完成出书工作的还有乔·加特福德（Jo Gatford），她将这十几万字的书稿润色、修饰，最终呈现到读者面前的是可读、易理解的版本。

　　对于那些致力于研磨书稿细节、提出真实直接的修改反馈的同伴，我也报以诚挚的感谢——艾伦·鲁斯博士（Dr Alan Ruth）、乔伊·莫勒、汤姆·赫伦（Tom Herron）、约恩·伯恩斯（Eoin Burns）、卡罗尔·巴利亚（Carol Baglia）、唐·戈登、尤金妮亚·马雷舍夫（Eugenia Malyshev）、苏姗·内维斯（Susan Neves）、查尔斯·弗洛伦多博士（Dr Charles Florendo）、尼克·马歇尔（Nick Marshall）、汤姆·皮斯肯和唐·罗宾斯（Don Robbins）。感谢詹姆斯·奥图尔（James O'Toole）、埃蒙·豪利（Eamon Howley）及丹尼·德雷尔（Danny Deryer），他们为书中有关运动员方面提供了有效信息与帮助。

就书中心血管健康信息的准确性，莎拉·加拉格尔（Sarah Gallagher）以其专业背景翻阅资料、补充研究并与他人一起探讨来加以完善。特别要感谢的是约瑟夫·默克拉医生，他一生致力于向公众传播简单、安全且有效的健康防护措施，这个世界需要更多这样的好医生。

足球教练唐·奥里奥丹和戈尔韦市女子足球队为本书的团队案例分析贡献良多，得于此，呼吸优化训练才更加客观、真实。

也必须要跟本书插图师丽贝卡·伯吉斯（Rebecca Burgess）道声谢，她将本书的内容更加视觉化，同时被有效传达给读者。

我想对我的妻子西尼德说声感谢，她还开玩笑说，书中对她的致谢不应该像我平时讲得那么无聊。好吧，那你现在自己判断一下吧！谢谢我美丽的女儿劳伦，希望你在成长过程中一直采用鼻呼吸。

最后，感谢所有读者对于本书的选择和阅读。希望你们能够在书中收获得益一生的知识。

出版后记

　　当前，患有过敏性鼻炎、运动时剧烈气喘的人群愈加增多，公共场合随处可见戴着防流感、防尘、防花粉等专业性过滤口罩的人，我们的免疫系统在这个时代似乎格外脆弱。但呼吸疾病的增多真的只受外部空气环境影响吗？我们只能依靠口罩、空气净化器、制氧机等外部措施拯救自己的呼吸系统吗？作者在书中给出了否定答案，他提出，呼吸问题增多主要是由于人们生活方式的改变，如加工食品种类繁多、社会竞争压力变大、室内的密封性提高、体力活动机会减少、需要讲话的职业变多、坐着工作的时间变长等，这些都会影响我们的呼吸习惯。外部环境影响没我们想象得那么严重，想要预防和控制，更需要从自身做起。

　　本书就从正确衡量自身呼吸状况出发，针对不同呼吸水平的人设置定制化的改进方案——轻松融入日常生活和体育锻炼的呼吸优化训练。而与我们熟知的肺活量测试不同，书中介绍的体内氧气水平测试（又称 BOLT）测量的是从屏息开始，到第一个明确的自然呼吸欲望出现之间的时间。通过这种方法可以很准确地得知自己真实的呼吸状态，而非肺活量测试出来的最长屏息时间，后者可以被意志力左右，所得测试结果并不客观。

得出精准的呼吸状态数据后，根据不同的 BOLT 值，即可寻求对应程度的练习方案。在开始训练前，更为关键的是要加强正确呼吸的观念，摒弃以往错误的呼吸习惯。长期换气过度就像隐藏在身体最深处的幽灵一样，时不时让人表现出鼻塞、咳嗽、气喘等症状，但病因却无从查起，有时连医生也毫无头绪。而这背后，经常叹气、习惯性大口呼吸、嘴呼吸、呼吸时能听见声音等习惯却常常被人忽视，甚至造成更严重的恶性循环。因此，要想提高身心状态，远离呼吸问题，首先就必须保证大部分时间都在进行鼻呼吸，这是至关重要的一步，也是继续提升的基石。而保持这一点之后，就可以根据对应方案逐步减少呼吸量，稳定提高 BOLT 值，同时也陆续在步行、跑步、骑行、游泳等其他体育活动中训练呼吸节奏，得到循序渐进的收益。

书中不止介绍各种基础呼吸知识与实用训练方案，也附上了作者亲身实践的辅助治疗经验，你可以从深受各种不良症状烦扰的案例中看到希望，因为这些人都是在认真践行呼吸优化训练后收获了显著性的改善——横扫疲倦、恢复体能、改善哮喘、心神专注。此外，随着呼吸习惯的改善，身体会自动抑制对加工食品的需求，保持自然食欲，获得安稳睡眠，兼享瘦身与凝神的效果。

那么，就让我们一起行动起来，体验事半功倍的快乐吧！

后浪出版公司

2019 年 3 月

图书在版编目（CIP）数据

学会呼吸：重新掌握天生本能 / （爱尔兰）帕特里克·麦基翁著；李相哲，胡萍译. —北京：中国友谊出版公司，2019.8（2020.5 重印）

书名原文：The Oxygen Advantage

ISBN 978-7-5057-4789-0

Ⅰ. ①学… Ⅱ. ①帕… ②李… ③胡… Ⅲ. ①保健—呼吸方法 Ⅳ. ① R161.1

中国版本图书馆 CIP 数据核字（2019）第 143119 号

著作权合同登记号 图字：01-2019-6045

THE OXYGEN ADVANTAGE: SIMPLE, SCIENTIFICALLY PROVEN
BREATHING TECHNIQUES TO HELP YOU BECOME HEALTHIER,
SLIMMER, FASTER, AND FITTER BY PATRICK MCKEOWN
Copyright: © 2015 Patrick McKeown
This edition arranged with THE MARSH AGENCY LTD & IDEA ARCHITECTS
through BIG APPLE AGENCY, INC., LABUAN, MALAYSIA.
Simplified Chinese edition copyright:
2019 Ginkgo (Beijing) Book Co., Ltd.
All rights reserved.

本中文简体版版权归属于银杏树下（北京）图书有限责任公司。

书名	学会呼吸：重新掌握天生本能
作者	［爱尔兰］帕特里克·麦基翁
译者	李相哲　胡　萍
出版	中国友谊出版公司
发行	中国友谊出版公司
经销	新华书店
印刷	北京天宇万达印刷有限公司
规格	889 毫米 × 1194 毫米　32 开
	11 印张　218 千字
版次	2019 年 10 月第 1 版
印次	2020 年 5 月第 3 次印刷
书号	ISBN 978-7-5057-4789-0
定价	48.00 元
地址	北京市朝阳区西坝河南里 17 号楼
邮编	100028
电话	（010）64678009